Dr. Jürgen Weihofen

Heilpilze
Ling Zhi, Shiitake & Co.

schützen das Immunsystem

Dr. Jürgen Weihofen

Heilpilze
Ling Zhi, Shiitake & Co.
schützen das Immunsystem

Originalausgabe

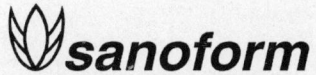 sanoform

sanoform-Verlag
Dr. Jürgen Weihofen
Wilhelm-Hamacher-Platz 25
53840 Troisdorf
Tel.: +49-2241-83903
Fax: +49-2241-72940
e-Mail: Dr.Weihofen@t-online.de

2. Auflage 2001
Dr. Jürgen Weihofen
Heilpilze Ling Zhi, Shiitake & Co.
schützen das Immunsystem

Gesamtherstellung: RMO, München
Printed in Germany 2001
ISBN 3-925502-09-2

Inhalt

Vorwort

Pilze betrachten die Menschen seit je her mit einer gewissen Ehrfurcht, die vielleicht damit zu erklären ist, daß sie manche Stoffe enthalten, die unserer Gesundheit nicht zuträglich sind. In Asien hat eine ununterbrochene Jahrtausende alte medizinische Tradition allerdings das Wissen um die besonderen gesundheitsförderlichen Wirkungen einiger Heilpilze erhalten. Zum Glück sind heute viele Menschen an natürlichen Heilmitteln interessiert, so daß auch die asiatischen Heilpilze immer mehr Beachtung finden. Dies ist um so mehr berechtigt, als Ling Zhi, Shiitake und Co. besonders dort ansetzen, wo wir heute zunehmend Unterstützung brauchen, nämlich beim Immunsystem.

Dieses kleine Büchlein erhebt nicht den Anspruch auf Vollständigkeit, sondern bietet einen leicht verständlichen Einstieg. Ich danke Frank Schulten für die Zusammenarbeit. Für mögliche Fehler bitte ich um Entschuldigung, über Hinweise freue ich mich, ebenso wie über Zuschriften zu Ihren Erfahrungen, die Sie persönlich mit asiatischen Heilpilzen gemacht haben.

Troisdorf, im April 2000

Dr. Jürgen Weihofen

Über den Autor:

Dr. Jürgen Weihofen ist Diplom-Oecotropho-
loge, Dozent und Fachautor im Bereich Gesundheit und Ernährung. Er betreibt in Troisdorf eine Praxis für Ernährungsberatung.

Hinweis:

Dieses Buch kann bei einer behandlungsbedürf-
tigen Krankheit den Besuch eines Arztes oder
Heilpraktikers nicht ersetzen. Die Anwendung
der Informationen und Rezepte liegt in Ermes-
sen und Verantwortung des Lesers, Verlag und
Autor können keine Haftung übernehmen.

Pilze = Heilmittel?

Pilze sollen in der Lage sein zu heilen? Der Gedanke, daß Schwämme wesentlich mehr sein können als lediglich schmackhafte Speisebeilage oder giftiges Gewächs, vor denen man sich hüten sollte, ist für uns Europäer noch recht ungewohnt. Dabei hat man bereits in früheren Zeiten die Heilwirkungen bestimmter Pilze zu schätzen gewußt. Schon Paracelsus verordnete in seinem „Buch vom langen Leben" Waldpilze als Mittel gegen Würmer.

Der Apotheker Christoph Glaser empfahl in seiner 1677 erschienenen „Artzney- und Werck-Schul" ein Abführmittel, das aus Lärchenschwämmen, Aloe, Koloquinten und anderen Bestandteilen zusammengesetzt war. Noch einige Jahrhunderte früher hat der heilkundige Franziskanermönch Johannes de Rupescissa in seinem Buch „Liber de consideratione quintae essentiae" die therapeutische Wirkung eines Pilzes beschrieben, den wohl jeder kennt, obwohl er als Heilmittel im Augenblick keine Reputation genießt. Es handelt sich um den Pfifferling. Rupescissa schreibt dazu:

„Daneben offenbare ich dir noch ein Geheimnis, das zur Kur des Aussatzes (= der Lepra) ein nützliches Mittel ist. Daß du nämlich aus den

Schwämmen, die im Mai wachsen und die Pfif-
ferlinge heißen, ein Wasser destillierst, das zur
Heilung des Aussatzes eine himmlische Kraft
hat." (Cardilucius 1676, S. 216).

Trotz dieser Beispiele hat sich in unseren Brei-
tengraden die Verwendung von Heilpilzen nicht
durchsetzen können. Ganz anders in Asien. Dort
verwendet man schon immer ganz selbstverständlich eine Vielzahl von medizinisch wirksamen Pilzen, und das mit großem Erfolg.
Wahrscheinlich ist unsere westliche Skepsis gegenüber Pilzen in erster Linie ein kulturelles
Phänomen. Andere Völker sehen in diesen Ge-
wächsen oft etwas Heiliges. Außerdem wird in
Ländern, die immer wieder von Hungersnöten
heimgesucht werden, naturgemäß ein größeres
Augenmerk auf eventuell Verzehrbares gelegt.

Wer schon einmal einen chinesischen Markt be-
sucht hat, ist überrascht über die immense Fülle
an Pilzen, die dort verkauft werden. Diese
Bandbreite läßt sich absolut nicht vergleichen
mit dem einseitigen und langweiligen Angebot,
mit dem wir uns hier begnügen müssen. Daß in
Asien deswegen auch eventuelle Heilwirkungen
von Pilzen vorurteilsfreier erforscht werden,
liegt auf der Hand. Eine auch heute noch aktuelle chinesische Veröffentlichung über Pilze in
der Traditionellen Chinesischen Medizin aus

dem Jahr 1974 nennt 78 Arten, die man dort in der Heilkunde nutzt.

Die fernöstliche Medizin legt großen Wert auf natürliche Medikamente, die nicht nur bestehende Krankheiten heilen, sondern in erster Linie dazu beitragen sollen, daß der Körper gesund bleibt. In China ist deswegen sogar eine auf Naturheilmitteln basierende medizinische Versorgung in der Verfassung festgelegt. Diese Verfahren sind seit Jahrtausenden überliefert und bewährt, und die Verwendung von Heilpilzen ist ein fester Bestandteil dieser Arzneimittellehre.

Allmählich nehmen auch europäische und amerikanische Forscher diese Mittel zur Kenntnis und bestätigen ihre Wirksamkeit. Ausschlaggebend dafür sind die enormen dokumentierten Heilerfolge, die in asiatischen Ländern mit Pilzen und Produkten daraus erzielt werden konnten. In den letzten Jahren hat sich der Begriff „Mykotherapie" für die Behandlung mit Heilpilzen durchgesetzt. Während die moderne westliche Medizin bis vor einigen Jahren nur Penicillin verwendete, das aus Schimmelpilzen hergestellt wird, beginnt man allmählich, das Augenmerk auch verstärkt auf andere Pilze zu lenken. Seit einem wissenschaftlichen Kongreß, der 1974 in Tokio stattfand, beginnt die Mykotherapie auch in Europa langsam Fuß zu fassen. Viele weitere internationale Veranstaltungen (etwa 1987 in Braunschweig, 1991 in Dublin, 1993 in Hongkong, 1994 in Qingyuan, 1995 in Oxford und 1996 in Island), haben dazu beigetragen, daß die Heilbehandlung mit Pilzen keineswegs mehr den Charakter einer Außenseitermedizin besitzt. Sie dürfte vielmehr eine der vielversprechendsten und wissenschaftlich am besten fundierten Naturheilmethoden sein, die derzeit verfügbar ist.

Beta-Glucane – Powerstoffe für das Immunsystem

Der Schlüsselbegriff für das Thema Heilpilze ist „Beta-Glucane", denn diese Inhaltsstoffe sind hauptsächlich verantwortlich für die gesundheitsförderlichen Wirkungen der Heilpilze. Nun klingt der Name Beta-Glucane auf den ersten Blick „verdächtig" nach Chemie. Dieser Eindruck täuscht jedoch, denn es handelt sich dabei um absolut natürliche Substanzen, die in manchen Pflanzen, der Hefe und besonders in speziellen Pilzen vorkommen. In jüngster Zeit wurde in zahlreichen wissenschaftlichen Studien bewiesen, daß Beta-Glucane die Gesundheit auf vielfältige Weise fördern können.

Die moderne Naturheilkunde hat in den vergangenen Jahren viele Heilpflanzen und biologisch wirksame Substanzen neu entdeckt. Teebaumöl, Schwarzkümmel, Neem und manch andere sind aus dem Spektrum der sanften Medizin kaum noch fortzudenken. Der Schatz der Natur birgt jedoch noch viele weitere Stoffe, deren gesundheitlicher Nutzen erst allmählich erkannt wird. Die Beta-Glucane zählen dazu und sind ganz besonders interessante Substanzen, von denen man in Zukunft sicherlich noch viel Gutes hören wird. Ihre detaillierte Erforschung steht nämlich erst am Anfang.

Rein chemisch gesehen, handelt es sich bei Beta-Glucanen um komplizierte und verzweigte Zuckermoleküle. Sie stellen eine Unterform der sogenannten „Polysaccharide" dar. Das sind langkettige, natürlich vorkommenden Stoffe, die nahezu ausschließlich Glucose als chemische Bausteine aufweisen. Wer nun denkt, daß Zucker eigentlich etwas Schädliches sei, liegt in diesem Fall nicht richtig. Genausowenig, wie Zucker zwangsläufig süß schmecken muß, haben Beta-Glucane Gemeinsamkeiten mit dem landläufig bekannten Zucker. Anstatt den menschlichen Organismus zu belasten, sind diese Stoffe vielmehr in der Lage, das Immunsystem zu stärken und zusätzlich heilende Wir-

kungen, z.B. bei Herz-Kreislaufproblemen, aus-
zuüben. Als besonders wirksam haben sich dabei Glucane mit dem umständlichen Namen
$(1\rightarrow3)$-ß-D-Glucane erwiesen. Diese komplizierte Bezeichnung sollte jedoch nicht ab-
schrecken, denn das wirklich Interessante daran
sind die vielfältigen Wirkungen dieser Substanzen.

In einer klinischen Untersuchung in Sao Paulo/
Brasilien wurden 1993 Beta-Glucane zur Nach-
behandlung von Patienten mit schweren Verlet-
zungen (z.B. Kopfwunden und Verbrennungen)
eingesetzt, um zu sehen, ob sich ein Einfluß auf
die Infektionshäufigkeit feststellen läßt, die in
solchen Fällen normalerweise recht hoch ist.
Dabei wurde ein eindeutiger Effekt belegt. Im
Gegensatz zu einer Kontrollgruppe, die man mit
Placebos - also unwirksamen Mitteln - behan-
delte, sank in der Beta-Glucan-Gruppe die Anzahl von Lungenentzündungen von 55% auf nur
9,5% und die von Vereiterungen von 35% auf
9,5%.

Ein gleichzeitiges Auftreten beider Komplika-
tionen trat lediglich bei 14,3% der Patienten
auf, im Gegensatz zu 65%, mit denen man normalerweise rechnen muß. Die Sterblichkeitsrate
an Infektionen sank sogar besonders deutlich,
nämlich von 30% auf nur 4,8%. Auch die Dauer

des Krankenhausaufenthaltes konnte unter dem Einfluß von Beta-Glucanen wesentlich verringert werden. Das Gute dabei: Nebenwirkungen wurden nicht festgestellt! Auch sehr hohe Dosierungen trugen zu keiner Wirkungssteigerung bei, d.h., daß diese Substanzen keinesfalls in großen Mengen verabreicht werden müssen, um wirksam zu sein. *(Fuchs et al. 1998, S.15).*

In einer anderen Studie, die 1993 und 1994 als Kooperation verschiedener sehr renommierter Universitäten durchgeführt wurde, u.a. der Harvard Medical School, New England Medical Centre und der University of Massachusetts Medical School, konnte man ähnliche Wirkungen feststellen. Hier wies man auch nach, daß Diabetiker, die ja bekanntlich anfällig für Infektionskrankheiten sind, ganz besonders von der Verabreichung der Beta-Glucane profitieren. Die Infektionsrate bei frisch Operierten in dieser Problemgruppe sank nämlich von 80% auf lediglich 25%. *(Fuchs a.a.O., S. 19).* Wegen dieser vorbeugenden Wirkung auf Infektionen werden in den USA Produkte mit Glucanen auch zur unterstützenden Behandlung von AIDS-Patienten eingesetzt. Auch in vielen Tierversuchen wurden die beschriebenen Effekte nachgewiesen. Hühner, die man beispielsweise in einer Studie mit Beta-Glucanen gefüttert hat, zeigten sogar eine Widerstandfähigkeit gegen Krankheiten, die jene übertraf, die man mit Antibiotika erzielen kann.

Folgende Wirkungen von Beta-Glucanen auf das Immunsystem sind schon heute wissenschaftlich nachgewiesen:

- Unter dem Einfluß von Beta-Glucanen steigt die Zellaktivität gegen Tumorzellen stark an.

- Der sogenannte Tumor-Nekrose-Faktor α, eine körpereigene Substanz, die Tumorzellen absterben läßt, wird ebenfalls vermehrt gebildet. Diese Tatsache ist der Grund dafür, daß in Japan bestimmte Beta-Glucane und deren natürliche Träger bereits offiziell als Anti-Krebsmittel zugelassen sind.

- Man hat nachgewiesen, daß Makrophagen (das sind Freßzellen, die im Gewebe für die Zerstörung von Bakterien und Viren sowie den Abtransport von Fremdstoffen zuständig sind) auf ihrer Oberfläche bestimmte Rezeptoren besitzen, die ausschließlich auf Beta-Glucane reagieren und durch sie wie auf ein Alarmsignal zu vermehrter Aktivität angeregt werden. Andere chemische Substanzen erzielen diesen Effekt nicht. Die Rezeptoren, die einzig und allen auf diese speziellen Beta-Glucane ansprechen, reagieren wie ein Schloß, zu dem nur ein ganz bestimmter Schlüssel paßt, und das sind eben bestimmte Beta-Glucane. Das ist ein zusätzliches Indiz dafür, daß diese Zukkermoleküle nichts Körperfremdes sind, sondern einen festen Platz im Immunsystem besitzen.

- Durch die Anregung des Immunsystems wird im Körper verstärkt Interleukin-1 produziert, eine Substanz, die Viren unschädlich macht und auch gegen Krebszellen aktiv ist.

- Andere Komponenten des Immunsystems werden ebenfalls angeregt. So erhöht sich die Phagozytoserate, die Neutrophilen werden zu vermehrter Aktivität angeregt, und die Lysozymenabsonderung wird gesteigert.

- Insgesamt wird der Körper durch die Gabe von Beta-Glucanen widerstandsfähiger gegen Infektionen und Streß, indem ganz unterschiedliche Komponenten des Immunsystems angeregt werden. Auch versteckte Infektionen und chronische Leiden lassen sich so besser bekämpfen.

In der Kosmetik werden Beta-Glucane ebenfalls verwendet und unter anderem zur Milderung von Hautrauhigkeiten und zur Linderung von Entzündungen eingesetzt. Außerdem können Glucane die Erneuerungsrate der Hautschichten verbessern und mögliche Schädigungen durch ultraviolette Strahlung herabsetzen.

Ein intaktes Immunsystem ist einer der wichtigsten Schlüssel zu strahlender Gesundheit. Mehr als je zuvor ist der menschliche Körper jedoch schädigenden Einflüssen ausgesetzt, so daß es eigentlich selbstverständlich sein sollte, möglichst frühzeitig für eine Stabilisierung der Abwehr zu sorgen. Beta-Glucane können einen wertvollen Beitrag dazu leisten. Nach Meinung amerikanischer und asiatischer Wissenschaftler sind diese Substanzen sogar der vermutlich wirksamste Aktivator zur Stärkung des Immunsystems, der überhaupt bekannt ist. Auf den folgenden Seiten werden nun vier natürliche Träger von Beta-Glucanen vorgestellt. Es handelt sich dabei um asiatische Pilze, denen schon seit Menschengedenken eine heilende Wirkung nachgesagt wird.

Ling Zhi - schenkt ein langes Leben

Hinter dem exotischen Namen Ling Zhi (oder Ling Chih, manchmal auch „Reishi" genannt, lat. Ganoderma lucidum), verbirgt sich eine der ältesten Naturmedizinen der Menschheit. Seit mehr als 4000 Jahren schätzt man in Asien diesen Pilz als das wirksamste und vielseitigste sanfte Heilmittel überhaupt. Vermutlich geht der Gebrauch bis in prähistorische Zeiten zurück. Bei einem Vortrag anläßlich der „Ungarischen Gesellschaft für Mikrobiologie" im Jahr 1981 vertrat der Wissenschaftler Dr. L. Rèthy die Ansicht, daß die medizinische Verwendung von Pilzen so alt sei wie die Menschheit. In diesem Zusammenhang ist es interessant, daß schon der „Gletschermann Ötzi" vermutlich einen Verwandten des Ling Zhi, den sogenannten Birkensporling, zu Heilzwecken verwendete. Röntgenaufnahmen haben nämlich ergeben, daß „Ötzi" zu Lebzeiten an schmerzhaften Darmparasiten litt. Neben seiner Mumie fand man nun einige Birkensporlinge, und die Wissenschaft ist sich sicher, daß „Ötzi" die Pilze zur Linderung seiner Beschwerden benutzte.

Das Wort Ling Zhi läßt sich übersetzen mit „Göttlicher Pilz der Unsterblichkeit", „Kraut mit spiritueller Macht", „Geist-Pflanze" oder „Heiliger Pilz". Diese Bezeichnungen machen deutlich, wie groß die Wertschätzung war, die man diesem außergewöhnlichen Gewächs jahrtausendelang entgegenbrachte. Sie spiegeln zugleich einen zentralen Bereich wider, für den Ling Zhi in der Traditionellen Chinesischen Medizin Verwendung findet, nämlich der Verlangsamung des Alterungsprozesses und der Lebensverlängerung.

Das ist aber nur ein kleiner Teilaspekt der Einsatzmöglichkeiten des Pilzes. Er wurde gegen zahlreiche Leiden verwendet, von denen Herzbeschwerden, Leberkrankheiten, Krebs, Allergien, Rheuma, Nervosität und Magenerkrankungen nur die wichtigsten sind. In den alten asiatischen Kräuterbüchern steht der Ling Zhi daher auch an erster Stelle der 120 begehrtesten Heilkräuter überhaupt, noch vor dem bekannten Ginseng. Man nannte diese Pflanzen (auch wenn Pilze im heutigen botanischen Sinn keine Pflanzen sind) „Die Kräuter der Götter", weil sie zum Wirksamsten zählen, was der asiatische Medizinschatz zu bieten hat. Über diese Mittel heißt es in dem ältesten chinesischen Kräuterbuch:

„Von der oberen Klasse der Heilmittel gibt es einhundertundzwanzig Arten, deren Aufgabe es ist, wie Könige zu herrschen. Sie erhalten die menschliche Natur und gleichen dem Himmel.

Sie sind nicht giftig, ganz egal, in welcher Menge und Dauer sie auch genommen werden. Willst du deinem Körper Erleichterung verschaffen und deine Kräfte stärken, und willst du lange leben ohne zu altern, so nutze diese Mittel!"

Ein alter japanischer Text äußert sich ganz ähnlich über Ling Zhi: *„Wenn du ihn regelmäßig ist, wird er deinen Körper erfrischen und das Altern aufhalten. Er wird dein Leben verlängern."* Ling Zhi ist also nicht nur der „König der Heilpilze", sondern sogar der „König der chinesischen Heilkräuter" insgesamt. Aus diesem Grund steht er in diesem Buch auch an erster Stelle aller hier vorgestellten Heilpilze.

Ling Zhi-Pilze sehen wirklich außergewöhnlich aus. Ihre Oberflächen glänzen, als wären sie künstlich mit Lack überzogen worden. Daher stammt auch die deutsche Bezeichnung des Pilzes „Glänzender Lackporling". Außerdem kann Ling Zhi ganz verschiedene äußerliche Formen annehmen. Wer schon einmal einen Korb voll mit Reishi-Pilzen gesehen hat, wird diesen Anblick nie vergessen. Die unterschiedlichsten Gestalten präsentieren sich dem Auge. Wie menschliche Gesichter scheint jedes einzelne Exemplar eine eigene Individualität zu besitzen. Viele der Pilze sind von einzigartiger Symmetrie und geformt wie eine Niere oder ein Widderhorn. Daneben gibt es aber auch immer wieder überaus bizarre Einzelstücke, abhängig von den Bedingungen, unter denen die Pilze gewachsen sind. Am begehrtesten waren früher Exemplare, die wie ein Hirschgeweih aussehen. Für diese „Geweihpilze" wurden einst Höchstpreise gezahlt.

Die meisten anderen Pilze verschrumpeln und werden unansehnlich, wenn man sie trocknet. Ganz anders Ling Zhi: Wenn er getrocknet wird, verholzt der Pilz und behält seine ursprüngliche Form bei. Äußerlich ist er dann hart wie Sperrholz, und innen besitzt er eine Konsistenz, die an dichten Kork erinnert. Der Pilz schmeckt leicht bitter und duftet angenehm nach Gewürzen. In China sind Exemplare bekannt, die viele Jahrhunderte alt sind und in Familien von Generation zu Generation vererbt werden.

Die traditionell überlieferten lebensverlängernden Kräfte wissen auch die heutigen politischen Führer zu schätzen. Sie nehmen Ling Zhi täglich ein, was angeblich der Grund für ihre offensichtliche Langlebigkeit und Zähigkeit sein soll. Aber schon in früheren Zeiten war der Pilz bei den chinesischen Kaisern äußerst begehrt. Sie sandten Schiffsflotten zu seiner Suche aus und besangen seine heilsamen Kräfte in Versen.

Wenn sie ihn fanden, wurden tagelange Feste gefeiert. Ling Zhi zu entdecken galt in China immer als gutes Omen, noch wesentlich glücksbringender als bei uns der Fund eines vierblättrigen Kleeblatts. Der Pilz wurde deswegen nicht nur als Medizin gebraucht, sondern auch als Talisman getragen. Vielfach hängte man ihn über die Türschwelle, um Dämonen und böse Geister zu vertreiben. In Japan galt er sogar zeitweilig als die wertvollste Mitgift, die eine Braut mit in die Ehe bringen konnte. Noch heute erinnern zahlreiche Darstellungen in der ostasiatischen Kunst an die Wertschätzung, die dem Pilz über Generationen hinweg entgegengebracht wurde.

Anwendungsgebiete von Ling Zhi

Soweit die Legenden. Aber was sagt die heutige Wissenschaft dazu? Erstaunlicherweise haben hunderte von klinischen Untersuchungen gezeigt, daß sich nahezu alle traditionellen Anwendungsbereiche des Pilzes auch unter strengen wissenschaftlichen Bedingungen bestätigen lassen. Neben dem angeblich verjüngenden Effekt sind es in erster Linie die zahlreichen überlieferten Heilwirkungen, die den Ling Zhi auch für die moderne Wissenschaft interessant machen. Die immense Vielfalt, für die der Pilz in der Traditionellen Chinesischen Medizin (TCM)

Anwendung findet, ist tatsächlich verblüffend. Demnach hat Ling Zhi sowohl vorbeugende als auch heilende Wirkungen:

- Stärkung des Immunsystems
- Vorbeugung und Nachsorge bei Krebs und anderen Tumorerkrankungen
- Entgiftung des gesamten Organismus
- Bluthochdruck
- Allergien und Asthma
- chronische Bronchitis und Luftröhrenentzündung
- Nahrungsmittelempfindlichkeit
- Herzstärkung, Herzkranzgefäßbeschwerden und Herzrhythmusstörungen
- Senkung des Cholesterinspiegels
- Gelenkschwäche und gegen Arthritis
- Rheuma und andere Gelenkentzündungen
- Abmildern der Nebenwirkungen verschiedener Medikamente und Therapieformen, unter anderem bei Chemotherapie und Bestrahlung
- Thrombosegefahr
- Leberstärkung, Leberentzündungen und Fettleber
- Schlaflosigkeit
- Angstzustände und Depressionen
- Migräne
- Wechseljahresbeschwerden

- Regelbeschwerden
- bei zu wenig weißen Blutkörperchen
- Magen- und Zwölffingerdarmgeschwüre
- mildes Mittel gegen Verstopfung
- Diabetes
- Entzündungen der Bauchspeicheldrüse
- Beruhigung bei Magenkatarrh
- Sklerodermie
- Höhenkrankheit;
- Autoaggressionserkrankungen
- „Freier Radikalenfänger"
- allgemeine Kräftigung, Anregung und Toni-
  sierung
- Vorbeugung und Linderung altersbedingter
  Beschwerden
- körperlichen Leistungssteigerung, z.B. beim
  Sport
- Erschöpfungszustände
- Aphrodisiakum für Mann und Frau
- Schmetterlingsflechte (Lupus erythemato-
  des)
- Akne, schlecht heilende Wunden und Ge-
  schwüre
- Zusatz für pflegende Kosmetika.

Wenn man sich diese enorme Anzahl von Anwendungsmöglichkeiten ansieht, kann man
schnell mißtrauisch werden. Es drängt sich so-

fort die Frage auf, warum ein derartiges Heilmittel nicht viel bekannter ist. Die Antwort ist ganz einfach: Ling Zhi kommt in der Natur recht selten vor. Er wächst zwar nicht nur in China, sondern auch in Europa, den USA (dort hauptsächlich im Südwesten und an der Ostküste) und Südamerika. Die Chancen, einen solchen Pilz zu entdecken, sind jedoch außerordentlich gering. Deswegen war er im alten China auch so extrem kostbar. Es gab sogar Jahrhunderte, in denen Ling Zhi teurer als Gold gehandelt wurde. Noch im Jahr 1982 kostete ein schönes Exemplar in chinesischen Apotheken durchschnittlich 10 Yuan, bei einem durchschnittlichen Monatslohn von 60 bis 80 Yuan. Zu Heilzwecken fand Ling Zhi daher früher nur bei ernsthaften Erkrankungen Verwendung.

Es existieren verschiedene Unterarten des Pilzes mit unterschiedlich starken Heilwirkungen. Man findet ihn unter anderem in schwarzer, roter und bräunlicher Färbung. Als die besten und heilkräftigsten gelten die roten Exemplare. Erst seit relativ kurzer Zeit kann Ling Zhi in großen Mengen kommerziell angebaut werden. Man sagt, daß der Wunsch der Führungseliten, den Pilz möglichst ständig zum Eigengebrauch zur Verfügung zu haben, daran wesentlichen Anteil hatte. Davor war er aus Wildsammlungen nur begrenzt verfügbar. Heute wird der "Pilz der Unsterblichkeit" dagegen in ganz Asien in Farmen gezüchtet.

Einfach ist die Pilzzucht allerdings nicht. Immerhin dauert es ungefähr zwei Jahre, bis ein Ling Zhi vollständig ausgewachsen ist. Seit es jedoch gelungen ist, ihn professionell verfügbar zu machen, kann man einen rasanten Anstieg wissenschaftlicher Untersuchungen über dieses traditionelle Heilmittel beobachten, besonders in China und Japan. Dabei wurde auch unter strengen klinischen Bedingungen nachgewiesen, daß die meisten überlieferten Wirkungen von Ganoderma auf Tatsachen beruhen. Zudem wurde festgestellt, daß Ling Zhi absolut ungiftig ist und man ihn problemlos ein ganzes Leben lang einnehmen kann. Seine beliebteste Verwendungsmöglichkeit besteht darin, ihn täglich zur Nahrungsergänzung zu sich zu nehmen.

Herz-Kreislaufkrankheiten

Jeder zweite Bundesbürger stirbt an Herz- und Kreislauferkrankungen, trotz der Fortschritte in der Chirurgie und der Entwicklung immer neuer Herzmedikamente. Aus diesem Grund ist es immens wichtig, durch vorbeugende Maßnahmen dafür zu sorgen, daß das Herz gesund und kräftig bleibt und nicht erst dann einzuschreiten, wenn bereits gravierende Schäden eingetreten sind. Hier kann Ling Zhi hervorragende Dienste leisten.

Wie unter anderem der Pilzforscher Christopher Hobbs beschreibt *(Hobbs 1995, S.101ff.)*, konnte in wissenschaftlichen Tests in China beweisen werden, daß der Pilz Patienten mit koronaren Herzerkrankungen starke Erleichterungen bringt. Die damit verbundenen Beschwerden wie Herzschmerzen, Kurzatmigkeit, Ödeme, Herzrasen, usw. verbesserten sich durch die Gabe von Ling Zhi bei den meisten Patienten außerordentlich, und zwar schon nach relativ kurzer Zeit. Dasselbe gilt für Herzrhythmusstörungen. Eine Verbesserung der Durchblutung von Gehirn und Herzmuskel wurde in Versuchen ebenfalls festgestellt, so daß Ling Zhi hervorragend bei Herzschwäche eingesetzt werden kann.

Eine Hauptursache von Herzschwäche ist der Mangel an Biovitalstoffen wie Vitaminen, Enzymen etc. in den Zellen des Herzmuskels. Sie sind für die Pumpfunktion und die optimale Blutzirkulation verantwortlich, denn der Herzmuskel hat einen besonders hohen Verbrauch an diesen Substanzen. Jene Biovitalstoffe, die speziell für das Herz wichtig sind, enthält Ling Zhi in reichlicher Menge. *(Schmaus et al.,o.J.).*

Darüber hinaus zeigte sich, daß sich die Fließeigenschaften des Blutes nach der Einnahme des Pilzes rasant verbesserten, was besonders für Menschen mit Bluthochdruck wichtig ist. Überdies verhindert Ling Zhi, daß die Blutplättchen verklumpen. So kann gefährlichen Ablagerungen effektiv vorgebeugt werden, die Herzinfarkt, Schlaganfälle und Thrombosen verursachen. Außerdem senkt Ling Zhi den Cholesterinspiegel deutlich. In einer Zeit, in der Arteriosklerose sich zu einer regelrechten Volkskrankheit entwickelt hat, kann dieser Effekt gar nicht hoch genug eingeschätzt werden.

Der menschliche Organismus besteht aus Millionen Zellen, die sich ständig erneuern. Das gilt natürlich auch für die Adern. Wenn nun mehr Zellen absterben, als sich neue bilden, entstehen sehr feine Risse in den Arterienwänden. Ein wichtiger Grund dafür kann der bereits beschriebene Mangel an Biovitalstoffen sein. Damit die Arterienwände nicht aufbrechen, kittet der Körper sie u.a. mit LDL-Cholesterin, es kommt zur Arterienverkalkung. *(Ehlers et al o.J.).* Das Besondere an Ling Zhi ist dabei, daß er nur das sogenannte „schlechte" LDL-Cholesterin abbaut, das als Verursacher von Arterienverkalkung gilt. Das „gute" HDL-Cholesterin wird dagegen unter dem Einfluß des Pilzes verstärkt im Körper synthetisiert.

Im Jahre 1988 wurden in einer großen Studie am „Kardiologischen Forschungszentrum" und dem „Ernährungsinstitut der Akademie der medizinischen Wissenschaften" in Moskau verschiedene eßbare Pilze und ihre Wirkungen auf das Herz-Kreislaufsystem intensiv untersucht. Das Ergebnis war eindeutig: Von allen geprüften Arten konnte Ling Zhi die weitaus besten Resultate erzielen. Fünf Stunden nach der Einnahme einer einzigen Dosis des Reishi-Pilzes, sank die Tendenz des Blutserums von chronisch herzkranken Patienten, schädliche Cholesterin-Klumpen zu bilden, um bis zu 41%. *(Jones 1995, S. 25 ff)*. Daneben haben Untersuchungen gezeigt, daß der Pilz Schutzfunktionen bei Nikotinmißbrauch besitzt. Die durch das Rauchen verursachten Krankheitssymptome konnten bis auf 25% reduziert werden. *(Schmaus et al. O.J.)*.

Damit soll jedoch keineswegs propagiert werden, hemmungslos weiter dieser schädlichen Leidenschaft zu frönen. Diese Schutzfunktion bei Nikotinmißbrauch ist jedoch ein zusätzlicher Beweis dafür, daß Ling Zhi eine enorme regenerierende Wirkung auf den gesamten Organismus ausübt, selbst dort, wo extremer Raubbau am Körper betrieben wird. Zusätzlich enthält der Heilpilz Substanzen, die auf ganz sanfte Weise den Blutdruck regulieren und ihn senken, wenn er zu hoch ist. Auch diese Effekte wurden in vielen wissenschaftlichen Untersuchungen eindeutig bewiesen. Man kann also festhalten: Ling Zhi schützt Herz und Kreislauf auf vielfältige und überaus sanfte Weise, und das ohne Nebenwirkungen!

Regulation des Immunsystems

Daß Ling Zhi bei allergischen Erkrankungen Linderung verschaffen kann, ist in Asien schon lange bekannt. Mittlerweile wurde dieser Effekt auch wissenschaftlich bestätigt. Heuschnupfen, Asthma und chronische Bronchitis sprechen oft sehr gut auf den Pilz an. Einer der Gründe dafür ist die Tatsache, daß bestimmte Wirkstoffe im Ling Zhi die Produktion von Histamin reduzieren. Dieses Stoffwechselprodukt wird bei Allergikern verstärkt ausgeschüttet und ist ursächlich verantwortlich für viele allergische Beschwerden. Außerdem reduziert der „Pilz der Unsterblichkeit" zu hohe Konzentrationen von Antikörpern im Blut (bei Allergikern) und erhöht sie dort, wo sie zu niedrig sind (bei anderen chronischen Erkrankungen). *(Hobbs 1995, S. 102).* Das ist das absolut Einzigartige an diesem Wunderwerk der Natur: Ling Zhi stärkt das Immunsystem von Menschen, bei denen es zu schwach ist. Bei Allergikern, jedoch, die auf bestimmte Stoffe mit einer unangemessen starken Immunantwort reagieren, dämpft es dagegen diese unpassenden Effekte. Das geschieht ohne, daß das Immunsystem unterdrückt oder geschwächt würde.

Tumorbehandlung

In der Zeitschrift „Erfahrungsheilkunde" vom Juni 1996 findet sich ein interessanter Bericht über eine gelungene Krebsbehandlung, bei der Ling Zhi eingesetzt wurde:

„Frau Zhang, weiblich, 43 Jahre alt, Arbeiterin. Frau Zhang hatte einen eigroßen Lymphknoten in der rechten Leistengegend und leichtes Fieber. Sie nahm seit mehr als 2 Monaten kontinuierlich ab. Eine entzündungshemmende Behandlung hatte keinerlei Erfolg. Sie wurde in einem Krankenhaus in Nanjing aufgenommen, wo ihr der Lymphknoten entfernt wurde. Die Diagnose war „Malignes Lymphsarkom", eine besonders aggressive Krebsart. Nach zwei Wochen fühlte sie einen tauben Schmerz in der Leistengegend. Ihr Appetit war stark vermindert, und sie vertrug keinerlei Art von öligen und fettigen Speisen. Sie wurde in das Krankenhaus von Ma ànshang zu weiteren Untersuchungen

überwiesen. Es ergab sich folgende Diagnose: „Metastasierende Krebsgeschwulst im rechten Leberbereich." Die Geschwulst hatte bereits eine Größe von 12,5x10 cm erreicht.

Frau Zhang erhielt eine dreiphasige Chemotherapie, worauf sie ihre Haare verlor und sich ihr Appetit gänzlich reduzierte. Sie litt unter starker Antriebslosigkeit, und ihre weißen Blutkörperchen waren stark reduziert. Sie lag nun schon über 2 Monate stationär in der Klinik und hatte große Schmerzen an der Leber, war stark entmutigt, und ihr Gesundheitszustand war sehr schlecht. Die Krebsmetastase war weiterhin 12,5 x 10 cm groß. Die Schwellung konnte sogar schon von außen ertastet werden. Nun erhielt Frau Zhang verschiedene Ling Zhi-Präparate, beginnend am 4. März 1993. Bis zum 7. März verringerten sich die Schmerzen in der Leber offensichtlich, ihr Appetit stieg beträchtlich, so daß sie zu jeder Mahlzeit 120g Reis zu sich nehmen konnte. Sie erfuhr eine leichte Gewichtszunahme, schlief gut, ihr Geisteszustand verbesserte sich, und sie war in der Lage, kurze Spaziergänge zu machen. Am 23. März wurde das Karzinom in der Leber erneut untersucht. Die Geschwulst hatte sich auf 1,8 x 1 cm verringert. Am 18. April zeigte die Leber-Ultrachal-Untersuchung, daß die Krebsmetastase in *der Leber verschwunden war."*

Diese Geschichte ist kein Einzelfall, sondern es liegen viele Dokumentationen über erfolgreiche Krebsbehandlungen mit Ling Zhi vor. Damit soll jedoch auf keinen Fall der Eindruck erweckt werden, daß es sich bei dem Pilz um ein Wundermittel zur Krebsheilung handelt. So schön es auch wäre, ist das leider nicht der Fall. Trotzdem sind die Ergebnisse so ermutigend, daß man Ling Zhi zur unterstützenden Behandlung stets einsetzen kann. Eines hat sich nämlich in zahlreichen Fällen immer wieder gezeigt: Ling Zhi kann die Lebensqualität und die Überlebensrate von Krebspatienten entscheidend verbessern. Schmerzen werden gelindert, der Appetit steigt, und der Schlaf wird erholsamer, so wie im Beispiel von Frau Zhang gezeigt.

Besonders wichtig: Die Nebenwirkungen von Chemotherapie und Bestrahlung können mit Hilfe von Ling Zhi wesentlich abgemildert werden. Aus diesem Grund ist der Pilz in Japan offiziell zur unterstützenden Krebsbehandlung zugelassen und wird auch an großen Kliniken eingesetzt. In den USA laufen ebenfalls gelungene Versuche in dieser Richtung. Auch am „Moskauer Krebsforschungsinstitut" hat man erfolgreiche Experimente bei der Krebsbehandlung von Patienten durchgeführt. Die Resultate wurden 1993 bei der „Ersten internationalen Konferenz für Pilzbiologie und Pilzprodukte" in Hongkong der Öffentlichkeit präsentiert.

Verantwortlich für den lindernden Effekt bei Tumorerkrankungen sind verschiedene Komponenten des Pilzes. Einerseits finden sich in Ling Zhi Stoffe, die eine direkte tumorhemmende Wirkung besitzen. Auf der anderen Seite wird das Immunsystem durch Beta-Glucane und andere Stoffe gestärkt, so daß der Körper in die Lage versetzt wird, Krebszellen besser zu bekämpfen. Darüber hinaus enthält Ling Zhi Substanzen, die sogenannte „freie Radikale" neutralisieren. Diese Stoffe entstehen im Körper z.B. durch Sonneinstrahlung, Rauchen oder Konservierungsstoffe in der Nahrung und können viel Schaden anrichten. Unter anderem stellen sie ein großes Krebsrisiko dar, weil Körperzellen durch sie zum Entarten angeregt werden. Der besondere Wert von Ling Zhi liegt also darin, daß er Krebserkrankungen durch seinen Wirkstoffkomplex vorbeugen kann.

In Big Sur/Kalifornien liegt das „Linus Pauling Institut für Wissenschaft und Medizin". Sein Gründer war zweifacher Nobelpreisträger und berühmt für seine Forschungen über Vitamine, sanfte Krankheitsbehandlung und -vorbeugung. An diesem renommierten Institut arbeitet der

Arzt Dr. Fukumi Morishige. Er hat die therapeutischen Wirkungen von Ling Zhi in den letzten Jahrzehnten eingehend untersucht und sagt: „Meiner Ansicht nach ist die beste präventive Methode (um Krebs zu verhüten) zur Zeit die Einnahme von Ling Zhi." *(Schulten 1999, S. 45)*. Wenn man bedenkt, wie schwierig Krebs zu behandeln und wie verbreitet diese Krankheit ist, sollte allein diese Aussage ausreichen, um ihn regelmäßig zu sich zu nehmen. Aber Ling Zhi kann noch viel mehr.

Entgiftung

Ling Zhi schützt und regeneriert die Leber und vermehrt die weißen und roten Blutkörperchen. Eine aktuelle japanische Untersuchung hat sogar sensationelle Resultate bei der Heilung von Hepatitis B bewiesen, einer besonders gefährlichen chronischen Leberentzündung, die bis jetzt kaum zu behandeln ist. In China führte man 1994 eine Testreihe durch, die zeigte, daß Ling Zhi das Lebergewebe entgiftet, weich und geschmeidig macht. Patienten, die an einer toxischen (also durch schädliche Substanzen ausgelösten) Leberentzündung litten, erreichten Heilungsraten von bis zu 90%. *(Hobbs 1995, S. 103)*. Überdies sinken überhöhte Leberwerte und Triglyceridwerte (hierbei handelt es sich um schädliche Blutfette) deutlich nach der regelmäßigen Einnahme des Pilzes. *(Schulten 1999, S. 63).* Auch über den Stuhl und den Urin werden verstärkt Giftstoffe ausgeschieden, wenn man täglich Ling Zhi zu sich nimmt. Die Ausscheidungsfunktionen normalisieren sich nach einer Weile und arbeiten zuverlässiger.

Weitere Anwendungsmöglichkeiten

Alle Anwendungsmöglichkeiten von Ling Zhi detailliert zu beschreiben würde ein dickes Buch füllen. In Stichworten wurden die möglichen Indikationen ja schon zu Beginn dieses Kapitels aufgeführt. Besonders hervorzuheben ist jedoch, daß der Pilz Viren und Bakterien durch verstärkte Interferonausschüttung hemmt und so bei vielen Infektionskrankheiten unterstützend eingesetzt werden kann. Eine weitere Verwendungsmöglichkeit ist in unserer streßgeplagten Zeit ebenfalls sehr wertvoll: *„ Meiner Erfahrung nach ist Ling Zhi besonders geeignet als beruhigendes Kraut für Menschen mit Sorgen, Schlaflosigkeit oder Nervosität, begleitet von Unterfunktion der Nebennieren, bzw. (...) Erschöpfungssymtomen. In dieser Hinsicht ist Ling Zhi traditionellen westlichen Beruhigungskräutern wie Baldrian vorzuziehen",* schreibt der bekannte Pilzforscher Christopher Hobbs

(Hobbs 1995, S. 103). Der Pilz beruhigt nämlich, ohne in irgendeiner Weise benommen zu machen oder das Wachbewußtsein einzuschränken. Er harmonisiert dabei den ganzen Menschen.

Um zu zeigen, wie universell die Heilkräfte des Ling Zhi sind, sollen hier noch kurz einige eindrucksvolle Ergebnisse vorgestellt werden, die man mit dem Pilz erzielt hat: Unter dem Einfluß von Ganodermada wird das Blut vermehrt mit Sauerstoff versorgt, so daß sich selbst bei der Höhenkrankheit die Überlebenschance erhöht. Diese Tatsache wird vom chinesischen und japanischen Militär genutzt. Gebirgsjägern gab man Ling Zhi, um ihre Leistung zu steigern. Bei mehr als 97% der Soldaten trat die Bergkrankheit nicht mehr auf, eine Folge der durch Ling Zhi erhöhten Toleranz gegenüber dem Sauerstoffmangel, auch in großen Höhen. Wenn unter derartigen Extrembedingungen solche Erfolge zu sehen sind, dürfte wohl kaum ein Zweifel darüber bestehen, wie sehr Blut, Herz und Kreislauf schon unter normalen Umständen von Ling Zhi profitieren können.

Bei den restlichen Krankheiten, die folgen, handelt es sich meistens um chronische Erkrankungen der Haut und Muskeln, von denen einige sogar tödlich sein können. Bei der Sklerodermie wird den Patienten beispielsweise „die Haut zu eng". Sie zieht sich am ganzen Körper und in den inneren Organen zusammen und verursacht meistens den Tod der Betroffenen. Die folgenden Zahlen wurden 1993 an der „Chinesischen Akademie für Medizinische Wissenschaften" in Beijing erhalten. Dort gab man chronisch Kranken über einen Zeitraum von 1 bis 6 Monaten Ling Zhi in verschiedenen Darreichungsformen. Verbesserungen zeigten sich dabei folgendermaßen:

Krankheit	Patientenzahl	Erfolgsrate
Sklerodermie	173	79,1%
Autoaggressionskrankheit & Multiple Polymyositis	55	96,4%
Schmetterlingsflechte	84	82,1%
Tonischer Muskelkrampf	35	74,3%
Chronisch-degenerative Muskelkrankheit	121	56,2%

(Chang&Buswell 1993, S. 272)

Inhaltsstoffe und Dosierung

Die Traditionelle Chinesische Medizin erklärt die Wirkungsweise von Medikamenten unter anderem mit ihrem Einfluß in Bezug auf Yin und Yang. Yin steht für das weibliche Prinzip, das Passive, im Körper unter anderem für die Brust, den Bauch und alles, was sich im Inneren des Leibes befindet. Yang hingegen repräsentiert das männliche Prinzip, das Aktive, unter anderem den Rücken und den Kopf und alles, was außen ist. Nach chinesischer Auffassung entsteht Krankheit im menschlichen Körper dann, wenn das Gleichgewicht zwischen Yin und Yang gestört ist. Diese Disharmonie teilt sich den Organen mit und verursacht so auf lange Sicht eine Schädigung. Ling Zhi nimmt daher in der chinesischen Heilkunst eine besondere Rolle ein. Wie in keinem anderen Heilmittel sind Yin und Yang nämlich in diesem Pilz perfekt ausbalanciert, so daß er auf den gesamten Körper und seine Organe diese Harmonie übertragen kann. Das ist nach chinesischer Auffassung auch der Grund dafür, daß Ling Zhi sowohl bei Krankheiten hilft, die durch ein Zuviel an Körperreaktionen (Yang) gekennzeichnet sind, als auch bei Beschwerden, deren Charakteristikum ein Zuwenig (Yin) ist. So sorgen die moderierenden Kräfte des Pilzes für Harmonie, Gesundheit und können den Körper länger jung und widerstandsfähig erhalten.

Selbstverständlich liegen beim Ling Zhi auch Analysenergebnisse über die Wirksubstanzen vor. Der Pilz enthält neben einem reichen Schatz an verschiedenen Beta-Glucanen sehr viele Polysaccharide. Bei jedem einzelnen davon konnte man ganz spezifische Wirkungen feststellen, u.a. besitzen sie tumorhemmende und immunstärkende Eigenschaften. Darüber hinaus findet man in Ling Zhi mehr als 100 unterschiedliche sogenannte Triterpene in nennenswerten Mengen. Das sind zyklische Kohlenwasserstoffe, also Substanzen, die aus Kohlenstoff und Wasserstoff bestehen, den wichtigsten Bausteinen des Lebens. Dazu zählen auch die sogenannten Ganodermiksäuren, die Ganolucidsäuren und die Lucidemiksäuren. Sie sind besonders aktiv, stärken die Leber und senken zu hohen Blutdruck. Darüber hinaus hemmen sie die Cholesterinsynthese und vermindern die Freisetzung von Histamin, das für viele allergische Reaktionen verantwortlich ist. Ebenfalls antiallergische Wirkungen besitzen die sogenannte Oleinsäure und der Cyclooctaschwefel.

Daneben enthält der Pilz verschiedene Steroide. Dabei handelt es sich um hormonähnliche Substanzen, die auf subtile, schonende Weise im Körper Heilimpulse setzen können. Außerdem finden sich verschiedene Aminosäuren, Vitamine, Spurenelemente, Sterine, Laktone, ein amine, Spurenelemente, Sterine, Laktone, ein besonderer Schwefel, Alkaloide, Fettsäuren, Proteine, Polypeptide, Adenosin und Mineralstoffe. Sie alle aufzuzählen und ihre Wirkungsweise zu beschreiben, würde den Rahmen dieses Buches sprengen. Besonders das hochwirksame organische Germanium muß hier aber hervorgehoben werden. Dieses Spurenelement ist dafür bekannt, das Immunsystem zu stärken und Tumor- und anderen Erkrankungen vorzubeugen. Es gibt kaum Pflanzen, die es in nennenswerter Menge enthalten. In Ling Zhi findet sich aber Germanium in wirksamen Konzentrationen, wesentlich höher als beispielsweise im Ginseng.

Es ist mit Sicherheit nicht sinnvoll, diese einzelnen Bestandteile zu isolieren, denn es hat sich gezeigt, daß es das ausgewogene Zusammenspiel der verschiedenen Inhaltsstoffe ist, welches wesentlich für die Wirkung von Ling Zhi verantwortlich zeichnet. Diese einzigartige, fein ausgewogene Zusammenstellung ist ein Geschenk aus der Apotheke der Natur, wie es keine noch so große Pharmafirma jemals wird entwickeln können. Die folgende Tabelle zeigt eine kleine Auswahl der Inhaltsstoffe und ihre klinisch bereits erprobten Wirkungen.

Ling Zhi:
Wichtige Inhaltsstoffe

Inhaltsstoff	Typ	Wirkung
Beta-D-Glucan	Polysaccharid	tumorhemmend; immunstärkend
Beta-D-Glucan D-6	Polysaccharid	fördert die Proteinsynthese und den Zellstoffwechsel
Cyclooctaschwefel		hemmt die Histaminausschüttung
Unbekannt	Alkaloid	herzstärkend
Unbekannt	Glykoprotein	tumorhemmend
Adenosin	Nukleotid	verhindert das Verklumpen von Blutplättchen; beruhigt und entspannt die Muskeln
Ganoderans A,B,C	Polysaccharid	blutdrucksenkend
Unbekannt	Polysaccharid	herzstärkend
Unbekannt	Polysaccharid	tumorhemmend; immunstärkend
GL-1	Polysaccharid	tumorhemmend; immunstärkend

FA,FI,FI-1a	Polysaccharide	tumorhemmend; immunstärkend
Ling Zhi-8	Protein	immunregulierend Breitspektrum-antiallergikum
Ganodosteron	Steroid	leberschützend
Ganodermiksäuren: A,B,C,D	Triterpene	Hemmung der Histaminaus-schüttung
R,S	Triterpene	leberschützend
B,D,F,H,K,S,Y	Triterpene	ACE-hemmend; blutdrucksenkend
Ganodermiksäure B	Triterpen	hemmt die Cho-lesterinsynthese
Ganodermiksäure Mf	Triterpen	hemmt die Cho-lesterinsynthese
Ganodermadiol	Triterpen	blutdrucksenkend ACE-hemmend
Ganodermiksäure	Triterpen	hemmt die Cho-lesterinsynthese
Fettsäure	Ungesättigte Fettsäure	hemmt die Histaminaus-schüttung

(Quelle: Hobbs 1995, S. 99)

Anwendung des Pilzes

Die Stützsubstanz mancher Pilze ist aus Chitin aufgebaut, einem Stoff, der auch den Panzer von Krebsen und anderen Schalentieren bildet. Dieses organische Material ist für den Menschen nicht verdaulich, so daß bei solchen Pilzen ein spezieller Aufschluß nötig ist, wenn man ihre Inhaltsstoffe vollständig aufnehmen möchte. Aus diesem Grund ist besonders beim harten Ling Zhi eine sorgfältige Verarbeitung notwendig.

Ling Zhi wird in Deutschland als Nahrungsergänzungsmittel angeboten. In Asien ist er bereits einer der beliebtesten Stoffe zur Krankheitsvorbeugung überhaupt. Eines steht dabei fest: Der Pilz ist völlig ungiftig. Auch von Allergikern und Personen mit Darmpilzen wird Ling Zhi im allgemeinen sehr gut vertragen. Die antiallergische Wirkung des Pilzes scheint sich sogar auf einige Nahrungsmittelallergien zu erstrecken. Negative Wechselwirkungen mit anderen Medikamenten sind ebenfalls nicht bekannt.

Manche Anwender berichten, daß sie in der ersten Zeit der Einnahme vermehrt Stuhl und Wasser lassen. Das ist ein Zeichen dafür, daß der Körper beginnt, sich von schädlichen Stoffen zu reinigen. Zuweilen kann auch kurzfristig eine ganz milde und keineswegs unangenehme Verstopfung oder leichte Müdigkeit auftreten. So zeigt sich, daß der Organismus damit beginnt, sich umzustellen. Diese Symptome verschwinden aber rasch wieder. Schon nach kurzer Zeit steigert sich das allgemeine Wohlbefinden, die Haut sieht strahlender aus, und viele Beschwerden bessern sich allmählich. Der Pilz kann zeitlich unbegrenzt und selbst in immensen Dosen konsumiert werden. Es ist jedoch keineswegs nötig, täglich große Mengen Ling Zhi einzunehmen. Bereits Gaben von nur 0,5 bis 1 g aufgeschlossenem Pilzmaterial täglich reichen zur Nahrungsergänzung vollkommen aus. Da der Pilz heutzutage überdacht in Gewächshäusern gezogen wird, ist auch nicht mit eventuellen Umweltgiften, Schwermetalleinlagerungen oder radioaktiver Strahlung zu rechnen.

In asiatischen Lebensmittelgeschäften wird der Pilz meistens als Tee verkauft. Reiner Ling Zhi-Tee ist jedoch sehr bitter und schmeckt nicht gut. Außerdem können beim Erhitzen Inhaltsstoffe verloren gehen, und manche sind nicht wasserlöslich. Besonders bewährt hat sich daher die Einnahme in Form von hoch aufgeschlossenem Pilzschrot, Kapseln und Extrakten in Trinkampullen. Vom Pilzschrot nimmt man täglich einen gestrichenen Teelöffel, den man unzerkaut mit etwas Flüssigkeit heruntergespült. Damit hat man ca. 0,7 Gramm Pilz zu sich genommen, was zur Nahrungsergänzung völlig ausreichend ist. Bei schweren Erkrankungen kann man die Dosis problemlos erhöhen und 2 bis 6 Gramm Pilzschrot täglich einnehmen. Wegen der harten Chitinschale des Pilzes ist es von entscheidender Wichtigkeit, daß das Schrot nicht einfach zerkleinert, sondern zusätzlich hoch aufgeschlossen wurde, damit der Körper die Wirkstoffe des Ling Zhi auch optimal aufnehmen kann. Das geschieht auf mechanischem Wege in mehreren Stufen. Nur speziell aufgeschlossenes Pilzschrot ist wirklich empfehlenswert, im Gegensatz zu billigem Pilzklein, das zuweilen angeboten wird.

Bei fein pulverisiertem Ling Zhi sind solche Qualitäten zu bevorzugen, bei denen garantiert wird, daß beim Zerkleinerungsvorgang keine große Hitze entsteht. Wie wir gesehen haben, ist der Pilz ja sehr hart, so daß die Mühlen sich schnell erhitzen können. Dies kann durch eine spezielle Technologie verhindert werden. Auch können sich durch Lagerung und den Weg bis zum Verbraucher Wirkstoffe zersetzen, wenn das Pulver nicht sofort nach dem Mahlen durch Verkapselung geschützt wird.

Zusätzlich zur täglichen Einnahme kann man

Speisen noch regelmäßig einen Teelöffel Ling Zhi-Öl zugeben. Ein entsprechendes Rezept finden Sie gegen Ende dieses Buches. Auch zur äußerlichen Anwendung eignet sich Schrot sehr gut. Eine Abkochung daraus läßt sich beispielsweise als pflegende und regenerierende Gesichtsmaske verwenden. Bei bestehenden Krankheiten empfiehlt es sich, Ling Zhi nicht nur in purer Form einzunehmen, sondern zusätzlich auch als Teemischung zusammen mit weiteren Pflanzen, die für die jeweiligen Beschwerden angezeigt sind. So wird der bittere Geschmack des Pilzes gedämpft, und es entsteht ein synergetischer Effekt mit den anderen Kräutern. Ein Beispiel für einen solchen Tee ist die folgende

Teemischung zur Herzstärkung:

Ling Zhi als Schrot	20g
Weißdornblüten	20g
Arnikablüten	25g
Schafgarbe	40g
Baldrian	40g
Oleander	5g
Gottesgnadenkraut	15g
Mistel	15g
Liebstöckel	25g

Ein Eßlöffel von dieser Mischung wird mit einer Tasse siedendem Wasser übergossen, fünf Minuten ziehen lassen. Jeweils morgens und abends trinkt man eine Tasse, die auch mit Honig gesüßt werden kann.

Weitere Rezepte und Informationen rund um den Ling Zhi finden sich in dem Buch von F. D. Schulten „Ling Zhi - König der Heilpilze". Am Rande sei noch erwähnt, daß auch Haustiere von den heilenden und vorbeugenden Wirkungen des Pilzes profitieren. Viele Tierbesitzer mischen daher zum Beispiel ihren Hunden und Katzen regelmäßig etwas Pilzschrot unter das Fressen, z.B. jeden zweiten Tag einen Teelöffel. Im Frühjahr und Herbst kann man mit seinem Tier auch eine richtige Kur durchführen und ca. zwei Wochen lang täglich einen Teelöffel Ling Zhi und einen Teelöffel frische, gehackte Kräuter (z.B. Brennessel, Schafgarbe, Kamille, usw.) in das Futter geben. Gerade, wenn Tiere schon etwas älter geworden sind, kann sich solch eine Kur als regelrechter Jungbrunnen erweisen.

Der „König der chinesischen Heilkräuter", der einst nur den Kaisern und weisen Heilkundigen vorbehalten war, ist heute ein wunderbares Mittel, das uns streßgeplagten Westeuropäern dabei helfen kann, ein gesundes Leben in Harmonie und innerer Balance zu erreichen.

Shiitake - der heilende Speisepilz

Man kann den Shiitiake-Pilz in gewisser Hinsicht als „den kleinen Bruder des Ling Zhi" bezeichnen. Nicht etwa, weil eine enge botanische Verwandtschaft zwischen beiden Arten bestünde, sondern weil er ebenfalls krankheitsvorbeugende und heilende Eigenschaften besitzt. Shiitake ist zwar keinesfalls in der Lage, Ling Zhi zu ersetzen, aber er hat einen großen Vorteil: Als schmackhafter Speisepilz bietet er gleichzeitig kulinarischen Genuß und unterstützt durch seinen Anteil an Beta-Glucanen und anderen Inhaltsstoffen das Immunsystem bei seinen vielfältigen Aufgaben.

So erfüllt er eine zentrale Forderung, welche die Heilkunde der Tibeter und auch der berühmte Arzt Paracelsus schon vor Jahrhunderten stellten: „Unsere Nahrung soll gleichzeitig Medizin sein!" Dieses Gebot gewinnt in unserer heutigen Zeit zunehmende Aktualität. Eine Untersuchung, die durch das Bundesministerium für Gesundheit durchgeführt wurde, hat ergeben, daß im Jahr 1980 bereits 42 Mrd. DM für ernährungsbedingte Krankheiten ausgegeben wurden. Nur zehn Jahre später, 1990, hatte sich die Summe bereits auf 83,5 Mrd. DM nahezu verdoppelt. Damit ist diese Entwicklung noch keineswegs gestoppt, sondern die Zahlen sind weiterhin im Begriff, ständig anzusteigen. Diese Tendenz gilt keineswegs nur für Deutschland, sondern selbstverständlich für ganz Europa und die USA. Wenn man bedenkt, daß weit verbreitete Krankheiten wie Krebs, Bluthochdruck, Diabetes, Gicht oder Arteriosklerose unter anderem auf falsche Ernährungsgewohnheiten zurückzuführen sind, wird deutlich, wie wichtig die Auswahl unserer Nahrungsmittel für die Gesundheit ist.

Im Amerikanischen gibt es für Nahrung mit heilenden Wirkungen die neue Wortschöpfung „Pharmafoodicals", bzw. „Nutraceuticals" (im Gegensatz zu „Pharmaceuticals"). Man könnte den Begriff grob mit „pharmazeutische Lebensmittel" übersetzen, wobei jedoch immer bedacht werden muß, daß es sich dabei keineswegs um synthetisch hergestellte Stoffe handelt, sondern vielmehr um gesunde, völlig natürliche Kost. Eine andere Bezeichnung lautet „Functional Foods", also Nahrungsmittel, die exakt umrissene gesundheitliche Funktionen besitzen.

In Deutschland ist der Shiitake als Speisepilz relativ unbekannt, und man erhält ihn noch selten in frischer Form. Weltweit gesehen ist er aber nach dem Champignon der beliebteste eßbare Pilz überhaupt.

WELTPRODUKTION DER DREI
WICHTIGSTEN SPEISEPILZE:
(Tonnen pro Jahr)

Champignon	1.846.000
Shiitake	825.000
Austernseitling	795.000

(Quelle: Pütz 1999, S.4)

Es ist erstaunlich, daß der Shiitake sich kaum in deutschen Kochtöpfen findet, denn im Gegensatz zu den hier beliebten Pilzen besitzt er deutlich vielfältigere Inhaltsstoffe und Anwendungsmöglichkeiten. Er enthält weniger Wasser als der Champignon und ist daher wesentlich bißfester. Außerdem ist Shiitake reich an Eiweiß, Ballaststoffen, Vitaminen und Mineralien. Da er nur wenig Energie liefert, ist er ein ideales Nahrungsmittel für jeden, der sich ausgewogen und kalorienbewußt ernähren will. Auch wenn er nur selten frisch verfügbar ist, kann man den Shiitake trotzdem in Asienmärkten, Naturkostgeschäften und manchen Delikatessenabteilungen großer Warenhäuser in getrockneter Form erwerben.

Der Pilz verliert durch die Trocknung keineswegs an Aroma, und der Anteil mancher Inhaltsstoffe (so etwa der Vitamin D-Gehalt) erhöht sich sogar durch den Trocknungsprozeß.

Außerdem läßt sich der getrocknete Pilz problemlos längere Zeit lagern. Shiitake besitzt einen außerordentlich würzigen Geschmack und einen Duft, der leicht an Knoblauch erinnert. Durch sein ausgeprägtes, angenehmes Aroma kann man ihn in vielen Speisen verwenden und immer wieder neue, schmackhafte Variationen ausprobieren.

Shiitake wird in verschiedenen Qualitätsstufen angeboten. Eine der leckersten und edelsten Sorten ist der sogenannte „Flower-Shiitake", der durch seine hübsche Musterung auch das Auge erfreut. In China wird die höchste Qualitätsstufe „Donko" genannt. Damit bezeichnet man sehr dickfleischige Pilzexemplare, die in der Mitte weiße Risse besitzen. Auch der „Flower-Shiitake" zählt zu dieser Gruppe.

In den Ländern Asiens begann man bereits vor tausend Jahren, den Shiitake anzubauen, indem man ihn auf abgestorbenen Holzstämmen zog. Das japanische Schriftzeichen „Shii" steht für die japanische Edelkastanie, an deren Stamm der Pilz („take") gerne und in großen Mengen wächst. Aus diesem Grund wird Shiitake auch zuweilen „Kastanienpilz" genannt. Die botanische Bezeichnung lautet „Lentinula edodes". Allmählich beginnt sich auch die westliche Wissenschaft für die Anwendungsmöglichkeiten des

Pilzes zu interessieren und sie zu erforschen. Dazu wird er in großen Mengen gezüchtet, so daß in Ostasien ganze Wälder angelegt werden, die nur dem Zweck dienen, ausreichend Holz für den kommerziellen Anbau von Shiitake zu liefern.

In China erkannte man schon früh, daß der Kastanienpilz heilende Eigenschaften besitzt. Seit der Ming-Dynastie (1368 - 1644) gilt der Shiitake als Stärkungsmittel. Er soll das Blut aktivieren und bei vielen Krankheiten Linderung verschaffen. Ein berühmter Doktor namens Gorin (oder Wu Rui) schrieb im Jahr 1309 das Buch „Arzneimittel für den täglichen Gebrauch". Darin heißt es:

„Shiitake verbessert das Qi (die Lebensenergie) und verhindert, daß es verdorrt. Er heilt Erkältungen und durchdringt das Blut. (...) Er ist gut gegen Herzprobleme, bei allen bösartigen Krankheiten, gegen Schlangengift und alle Arten von Eingeweidewürmern." (Jones 1995, S. 15). Auch wenn die meisten Menschen heutzutage kaum Angst vor Giftschlangen oder Würmern haben müssen, hatte Wu Rui doch schon genau erkannt, daß Shiitake gesundheitsfördernde Eigenschaften hat, die sich in vielen Anwendungsbereichen niederschlagen. Besonders gerne wurde der Pilz in der TCM gegen Grippe eingesetzt.

Grippeviren

Eine echte Grippe ist nicht vergleichbar mit einer gewöhnlichen Erkältung, sondern eine überaus gefährliche und lebensbedrohliche Krankheit. So starben während der fürchterlichen Grippeepidemie des Jahres 1918 weltweit mehr Menschen als an den Folgen des ersten Weltkriegs. Als Grippe - und Erkältungsmedizin war Shiitake bereits während der Ming-Dynastie bekannt. In den sechziger Jahren unseres Jahrhunderts wurden dann erstmals klinische Untersuchungen in diesem Zusammenhang durchgeführt. An der Universität von Michigan konnte bereits 1966 nachgewiesen werden, daß ein Extrakt aus Shiitake schützende Wirkungen gegen Grippeviren des Typus A besitzt. Diese Virusform ist ganz besonders aggressiv und kann sich sehr schnell ausbreiten, im schlimmsten Fall sogar binnen weniger Wochen um die ganze Welt, wie zuletzt im Jahr 1918.

Einzelne Partikel in den Sporen des Shiitake-Pilzes besitzen eine ähnliche Oberflächenstruktur wie sie auch Grippe- und andere Viren aufweisen. So wird das Immunsystem in Alarmbereitschaft versetzt, wenn man Shiitake zu sich nimmt. Dem Körper wird signalisiert, daß Gefahr droht, und er reagiert prompt, indem er zusätzliche Abwehrstoffe bildet. Auf diese Weise wird das Immunsystem trainiert. Es kann dann wesentlich besser auf tatsächliche Infektionen reagieren und sie gleich im Vorfeld wirksam bekämpfen.

Kampf gegen Tumore

Die meisten wissenschaftlichen Untersuchungen liegen in Bezug auf die Einsatzmöglichkeiten von Shiitake bei Krebserkrankungen vor. Krebs ist neben Herz-Kreislauferkrankungen die zweithäufigste Todesursache im Westen. Jedes Jahr werden 300.000 neue Fälle allein in Deutschland registriert. Die sinnvollste Vorbeugung gegen die tückische Krankheit besteht mit Sicherheit darin, regelmäßig Nahrungsmittel zu sich zu nehmen, die bewiesenermaßen krebshemmende Wirkungen besitzen. Derartige Präventivmaßnahmen sind wesentlich erfolgversprechender als bereits bestehende Erkrankungen mit Chemotherapeutika oder Bestrahlung zu behandeln, deren Nebenwirkungen oftmals genauso unangenehm sind wie die Leiden, welche die Krebserkrankung selbst verursacht. Ling Zhi und Shiitake stehen hier mit an der Spitze der krebsvorbeugenden Nahrungsmittel, so daß jeder, dem an seiner Gesundheit gelegen ist, beide Pilze regelmäßig verzehren sollte.

Da Shiitake das Immunsystem aktiviert, kann er

auf diesem Wege dem Körper auch dabei helfen, Krebszellen besser aufzuspüren und zu vernichten. Hier sind es ganz besonders die hochaktiven Polysaccharide, die für die immunregulierenden Effekte des Pilzes verantwortlich sind. Der wichtigste und bekannteste dieser Stoffe ist ein Beta-Glucan, welches auf den Namen „Lentinan" getauft wurde. Lentinan besitzt einen überaus komplexen Aufbau und ein hohes Molekulargewicht von ca. 800.000. Man kann diese Substanz auch isolieren. Sie wird dann als farbloses Pulver dargestellt, das sich in Wasser löst und sehr hitze- sowie säurestabil ist. Lentinan ist frei von Proteinen, Phosphor und Schwefel und besteht ausschließlich aus Sauerstoff, Kohlenstoff und Wasserstoff.

In Untersuchungen wurde dokumentiert, daß Lentinan die Bildung von Killerzellen, T-Helferzellen und Makrophagen im Organismus stimuliert. Dabei handelt es sich um wichtige Abwehrkörper, die gefährliche Eindringlinge im Blut direkt bekämpfen und unschädlich machen. Auch Krebszellen werden von Makrophagen angegriffen. Im Körper bilden sich nämlich - begünstigt durch unterschiedliche Faktoren - immer wieder Tumorzellen. Normalerweise vernichtet das Immunsystem diese gefährlichen Zeitbomben ziemlich rasch. Wenn es jedoch geschwächt ist, wächst die Gefahr, daß einzelne entartete Zellen überleben und sich zu ausgewachsenen Tumoren entwickeln können. Ist es erst einmal so weit gekommen und haben sich sogar Metastasen im ganzen Körper gebildet, wird eine Behandlung extrem schwierig, wenn nicht gar unmöglich.

Lentinan stimuliert jedoch nicht nur Killerzellen, sondern auch die Ausschüttung von körpereigenem Interferon, einer Substanz, die Viren und bestimmte Krebszellen ebenfalls zerstören kann. Diese Effekte wurden in zahlreichen Studien am Tier und Mensch belegt. Die tägliche Gabe von pulverisiertem Shiitake an Mäuse, die einen Tumor („Sarkoma 180") hatten, konnte bei 40% einen Rückgang bewirken. *(Hobbs 1995, S. 128)*. Besonders wirksam waren die Inhaltsstoffe des Pilzes dann, wenn das Immunsystem der Tiere intakt war. Auch diese Tatsache ist ein deutlicher Hinweis darauf, daß die Inhaltsstoffe des Pilzes das Abwehrsystem kräftigen. Der japanische Wissenschaftler Tetsuro Ikewara konnte sogar bereits im Jahr 1969 am Nationalen Krebsforschungsinstitut in Tokio 6 von 9 Mäusen mit Hilfe von Lentinan vom Krebs vollständig heilen. *(Jones 1995, S. 35 ff)*.

In einer 1993 ebenfalls in Japan durchgeführten Studie wurde 12 Patienten vor und nach einer

Magenkrebsoperation Lentinan intravenös gegeben. Als Folge konnte man beobachten, daß wesentlich weniger entartete Lymphozyten im Tumorgewebe festzustellen waren. Das ist ein Indiz dafür, daß Lentinan dabei helfen kann, die gefürchtete Metastasenbildung abzuschwächen. In einer anderen Untersuchung stellte man fest, daß Lentinan in Verbindung mit Chemotherapie die Überlebensrate von Magenkrebspatienten um bis zu 19,5% steigern konnte. *(Chang et al. 1993, S. 264)*. „Interleukin 1" und der sogenannte „Tumornekrosefaktor" wurden von den Behandelten verstärkt gebildet, beides Stoffe, die der Körper verwendet, um Krebszellen unschädlich zu machen. Damit verbunden war zugleich ein deutlicher Anstieg der Lebensqualität der Untersuchten. Das Gute dabei: Lentinan besitzt keine gravierenden Nebenwirkungen und kann auch über lange Zeit problemlos eingenommen werden. Die Dosis muß nicht erhöht werden, denn dieses Beta-Glucan wirkt schon in relativ geringen Mengen optimal.

Dennoch ist auch Lentinan mit Sicherheit kein Wundermittel. In erster Linie kann es den Patienten dabei helfen, ihre Lebensqualität zu verbessern und die Überlebenszeit zu verlängern. Seine Rolle bei der Prävention sollte aber auf keinen Fall unterschätzt werden. Besonders wirksam scheint das Beta-Glucan übrigens zu sein, wenn es mit einer gleichzeitigen Gabe von Vitamin C kombiniert wird. Die Tatsache, daß Tierversuche meistens wesentlich bessere Resultate erbracht haben als klinische Experimente mit Menschen, kann darauf zurückzuführen sein, daß der menschliche Organismus Schwierigkeiten dabei hat, die hochkomplexen Beta-Glucane aufzuspalten. Vitamin C hilft dabei, die Polysaccharide besser aufzunehmen und sie für den Körper verfügbar zu machen.

Cholesterin

Hier hat Shiitake, der ja schon vor vielen hundert Jahren in China als „Blutaktivator" galt, in verschiedenen Untersuchungen beeindruckende Resultate gezeigt. Es reicht nämlich nicht nur, sich möglichst cholesterinarm zu ernähren. Speisen die dabei helfen, „schlechtes" Cholesterin ab- und „gutes" aufzubauen, können zusätzlichen Schutz vor den Folgen zunehmender Arterienverkalkung bieten. Das „Nationale Institut für Ernährung" in Tokio hat beispielsweise eine Untersuchung durchgeführt, bei der den Versuchspersonen täglich Shiitake frisch (90 g täglich) oder getrocknet (9 g täglich) verabreicht wurde. Schon nach wenigen Tagen konnte man feststellen, daß der Cholesteringehalt des Blutes um 7 bis 9 % zurückging. Dabei war der Unterschied zwischen den Personen, die den Pilz frisch oder getrocknet gegessen hatten, nicht allzu groß. *(Jones 1995, S. 30 ff)*.

In einer anderen japanischen Untersuchung erhielt eine Gruppe von weiblichen Personen täglich 90 Gramm frischen Shiitake. Die Frauen ernährten sich ansonsten normal. Eine andere Gruppe aß täglich dieselbe Menge Shiitake, zusätzlich aber 60 Gramm Butter, die sehr cholesterinhaltig ist. Eine dritte Gruppe verzehrte ebenfalls 60 Gramm Butter täglich, ohne aber dabei den Kastanienpilz zu sich zu nehmen. Die Resultate waren deutlich: Bei den Frauen, die Butter und Shiitake zusammen gegessen hatten, sank der Cholesterinspiegel des Blutes nach einer Woche um 4%. In der Gruppe, die nur Butter zu sich nahm, stieg er dagegen um durchschnittlich 14% an. Jene Frauen, die dagegen Shiitake ohne tägliche Butterzufuhr gegessen hatten, wiesen den niedrigsten Cholesterinspiegel auf. Bei ihnen sank er um 7 bis 9%. *(Jones 1995, a.a.O.)*. Damit konnte deutlich gezeigt werden, daß Stoffe im Shiitake vorhanden sind, die sich überaus positiv auf zu hohe Cholesterinwerte auswirken. Wenn man bedenkt, daß ein Überschuß an Cholesterin mitverantwortlich für viele weitverbreitete „Zivilisationskrankheiten" wie Herz-Kreislaufbeschwerden, Bluthochdruck und wahrscheinlich sogar manche Krebsformen ist, sprechen diese Ergebnisse eine deutliche Sprache.

Inhaltsstoffe und Dosierung

Welches sind nun die Inhaltsstoffe, die für die Wirkungen des Pilzes verantwortlich sind? Shiitake ist besonders reich an Polysacchariden aus der Glucan-Reihe, von denen wir Lentinan bereits kennengelernt haben. Die Konzentration an Inhaltsstoffen im Pilz kann stark variieren, je nachdem, wie das Zuchtsubstrat beschaffen ist und unter welchen sonstigen Wachstumsbedingungen der Shiitake gezüchtet wurde. So weisen beispielsweise Pilze, die im Freien gezogen wurden, einen wesentlich höheren Pro-Vitamin-D-Gehalt auf, als Exemplare aus dem Gewächshaus. Außerdem ist es möglich, daß der Wirkstoffgehalt in den unterschiedlichen Teilen des Pilzes verschieden stark ausfällt.

Ein weiterer wichtiger Inhaltsstoff ist das Eritadenin, das positive Auswirkungen auf den Cholesterinabbau besitzt und gleichzeitig virenhemmend wirkt.

Wie Bierhefe enthält Shiitake große Mengen des Vitamins B2 (Riboflavin). Dieses Vitamin kann dem Körper unter anderem dabei helfen, chemische Verbindungen besser abzubauen und so zur Entschlackung von Umweltgiften beitragen. Auch die Vitamine B1 und B3 sind in beträchtlichen Konzentrationen im Pilz enthalten, so daß man den Tagesbedarf an diesen Vitalstoffen durch regelmäßigen Shiitake-Verzehr beinahe decken kann. Shiitake ist ebenfalls reich an essentiellen Aminosäuren. Diese „Bausteine des Lebens" müssen dem Körper von außen zugeführt werden, weil der Organismus sie nicht selbst produzieren kann. Sie sind lebenswichtig, denn sie sind unter anderem für das Zellwachstum verantwortlich und nehmen eine ganz zentrale Rolle im Stoffwechsel ein. Hier lassen sich große Unterschiede im Aminosäurengehalt in den verschiedenen Teilen des Pilzes feststellen:

Essentielle Aminosäuren (in Gramm pro 100 Gramm)	Mycelium	Frischer Fruchtkörper
Arginin	1,25	7,0
Histidin	0,393	1,8
Leucin	1,92	7,0
Isoleucin	1,35	4,4
Lysin	0,799	3,5
Tyrosin	0,81	3,5
Threonin	0,978	5,2
Methionin	0,355	1,8
Phenylanalin	1,18	5,3
Valin	1,19	5,2

Essentielle Aminosäuren (in Gramm pro 100 Gramm)	Getrockneter Fruchtkörper	Gekochter Pilz
Arginin	0,648	0,089
Histidin	0,159	0,022
Leucin	0,679	0,093
Isoleucin	0,405	0,055
Lysin	0,343	0,047
Tyrosin	0,323	0,044
Threonin	0,497	0,068
Methionin	0,179	0,025
Phenylanalin	0,486	0,067
Tryptophan	0,031	0,044
Valin	0,486	0,067

(Quelle: Jones 1995,S.6)

Daneben enthält Shiitake noch viele weitere Stoffe, die für eine gesunde und ausgewogene Ernährung unverzichtbar sind. Es finden sich Spurenelemente, Vitamine, Ballaststoffe, mehrfach ungesättigte Fettsäuren, Pro-Vitamin-D usw. Diese Aufzählung macht deutlich, warum die TCM den Pilz auch als Stärkungsmittel verwendet. Er soll nach überstandener Krankheit dem Genesenden wieder frische Kräfte und Energie geben. In der makrobiotischen Ernährungslehre wird Shiitake als Ersatz für Fleisch geschätzt. Er ist daher ein ideales Nahrungsmittel für Vegetarier, die leider oftmals gravierende Mangelerscheinungen aufweisen.

Eine weitere wichtige Tatsache ist der Umstand, daß Shiitake den Körper dabei unterstützt, das Blut alkalisch zu machen. Der optimale „Wohlfühlbereich" des menschlichen Blutes liegt bei einem ph-Wert zwischen 7,3 und 7,45, d.h. schwach basisch. Durch falsche Ernährungsgewohnheiten sind die meisten Europäer stark übersäuert. Viele Nahrungsmittel, die wir täglich zu uns nehmen, werden im Körper zu Säuren umgewandelt, zum Beispiel:

- Alkohol
- Weißmehlprodukte
- Kaffee und schwarzer Tee (Gerbsäure)
- Fleisch (Harnsäure)
- Süßigkeiten und Fett
- Gepökeltes (Salpetersäure)
- Farbstoffe, Konservierungsstoffe, künstliche Aromen, Umweltgifte usw. sind ebenfalls säurebildend.

Um die dadurch entstehenden aggressiven Säuren abzupuffern, verbraucht der Organismus basische Substanzen aus den körperlichen Basendepots, z.B. den Knochen, Knorpeln, Haaren, usw. Als Abfallprodukt entstehen bei diesem Prozeß Salze, die sich als Schlacken im Körper anlagern, besonders im Bindegewebe, in Drüsen und Gelenkkapseln. Auf Dauer entwickeln sich durch die zunehmende Verschlackung viele sogenannte „Zivilisationskrankheiten". Aus diesem Grund sollte eine gesunde Ernährung ver-

stärkt darauf bedacht sein, basische Nahrungsmittel in den Speiseplan aufzunehmen. Daß
milchsauer Vergorenes auch dazu zählt, mag auf
den ersten Blick verwundern. Tatsächlich reagieren milchsaure Nahrungsmittel im Körper jedoch basisch, im Gegensatz zu Zucker, den der
Organismus zu Säuren aufspaltet. Wichtige basische Nahrungsmittel sind:

- frisches, sonnengereiftes Obst
- besonders: Schwarzer Johannisbeersaft
- milchsauer Vergorenes
- Kräutertees
- frisches Gemüse
- Hirse
- Vollkornreis
- Shiitake.

Die folgenden Tabellen geben einen Überblick
über die wichtigsten sonstigen Inhaltsstoffe und
die Nährwerte des Pilzes:

Shiitake: Nährwert und Inhaltsstoffe

Spurenelemente in getrocknetem Pilz	Hut	Stengel
Kupfer (µg/g)	15,4	9,1
Eisen (µg/g)	88,3	46,5
Zink (µg/g)	-----	83,0
Mangan (µg/g)	37,2	60,9
Stickstoff (µg/g)	37,5	14,3
Phosphor (mg/g)	10,7	13,9
Natrium (mg/g)	0,2	0,5
Kalium (mg/g)	33,9	27,3
Calcium (mg/g)	0,2	0,6
Magnesium (mg/g)	1,9	3,8

Allgemeine Inhaltsstoffe in frischem Shiitake (in %)	Hut	Stengel
Asche	0,9	0,6
Rohfett	0,2	0,1
Rohprotein	1,9	1,7
Rohfasern	0,9	1,6
Saccharide	5,9	10,9

Vitamin D in frischem Shiitake
(Internationale Einheiten
pro 100 g)

ganzer, frischer Pilz:	
a) Freiluftanbau	390
b) in geschlossenen Räumen	73
ganzer, getrockneter Pilz:	969

Polysaccharidanteil (in %)
in getrocknetem Shiitake

Hut	38,3 - 39,5
Stamm	48,7 - 51,6
Mycelium	53,5

Proteingehalt (in%)	Getrockneter Fruchtkörper
	17,5

Fettsäurengehalt des Shiitakehuts	Getrocknet	Gekocht
einfach ungesättigte Fettsäuren	0,307	0,140
mehrfach ungesättigte Fettsäuren	0,140	0,031
gesättigte Fettsäuren	0,247	0,055

weitere Inhaltsstoffe (pro 100g)	
Energie	42,1 kcal
Wasser	83,6 g
Eiweiß	1,6 g
Fett	0,2 g
Kohlenhydrate	12,3 g
Ballaststoffe	2,0 g
Harnsäure	50,0 mg
Vitamin E	0,1 mg
Vitamin B2	0,2 mg
Vitamin B6	0,1 mg
Folsäure	21,0 µg
Vitamin C	2,0 mg

(Quelle: Jones, a.a.O.)

Wie nimmt man Shiitake zu sich?

Die schmackhafteste Art und Weise, sich mit den gehaltvollen Inhaltsstoffen des Kastanienpilzes zu versorgen, besteht mit Sicherheit darin, ihn ganz einfach regelmäßig in den Speiseplan aufzunehmen. Dazu finden sich am Ende des Buches Rezepte, die Sie natürlich nach Belieben abwandeln können. Aber selbst, wenn Sie nicht wöchentlich reine Pilzgerichte zubereiten möchten, können Sie nahezu jeder Speise durch die Zugabe von etwas kleingeschnittenem Shiitake eine pikante Note verleihen und sich zugleich mit den wertvollen Beta-Glucanen und anderen Pilzwirkstoffen versorgen. Da Sie Shiitake vermutlich nur selten frisch erhalten werden, können Sie jederzeit auf getrocknete Pilze zurückgreifen. Wie wir gesehen haben, ist das kein Problem, denn Geschmack und Wirkung leiden nicht unter dem Trocknungsprozeß.

Für die Zubereitung von Shiitakegerichten waschen Sie die Pilze erst einmal gründlich. Dann übergießen Sie sie mit Wasser, um sie anschließend mindestens zwei Stunden lang einzuweichen. Nun werden die Pilze auf Küchenkrepp abgetrocknet und die harten Stengelansätze abgeschnitten. Der Shiitake kann dann ganz oder in kleingeschnittener Form verwendet werden. Wenn Sie Speisen lediglich eine pikante Note mit etwas Shiitake verleihen möchten, können Sie den Pilz wie ein Gewürz verwenden. Dazu schneiden Sie einfach eine beliebige Menge des trockenen Pilzes sehr fein und mischen das Pilzklein unter das Essen.

Die harten Stengelansätze sollten Sie übrigens nicht einfach in den Müll werfen. Obschon sie

schlecht zu kauen sind und deswegen in Pilzge-
richten nicht mitgegessen werden, werden sie in
der Traditionellen Chinesischen Medizin sehr
geschätzt. Man verwendet sie in Asien, um die
Wirksamkeit vieler Kräutertees zu erhöhen.

Verwenden Sie die gesunden Stengelansätze
ebenfalls wie ein Gewürz, indem Sie die Strün-
ke einfach wie ein Lorbeerblatt oder wie Nelken
mitkochen, um sie dann vor dem Servieren zu
entfernen. Man kann auch mehrere Stengel mit
einer Nadel durchstechen und auf Nähgarn auf-
ziehen. Diese aufgefädelten Shiitakestengel
werden dann ebenfalls mitgekocht und können
vor dem Anrichten einfach mit Hilfe des Fadens
aus dem Essen entfernt werden. Wer Shiitake
nicht als Speisepilz zu sich nehmen möchte,
braucht trotzdem nicht auf seine ge-
sundheitsfördernden Eigenschaften zu verzichten. Extrakte aus dem Kastanienpilz werden
nämlich in Reformhäusern und im Naturkost-
handel als Kapseln angeboten, so daß auch
„Pilzmuffel" von den heilsamen Wirkungen profitieren können. Wie sich gezeigt hat, ergänzt
Ling Zhi übrigens die Wirkungen von Shiitake
ganz hervorragend. Es ist daher sehr empfehlenswert, die Einnahme des Kastanienpilzes
stets mit der von Ling Zhi zu kombinieren. Untersuchungen deuten darauf hin, daß Ling Zhi

dem Körper dabei hilft, Substanzen aus Shiitake besser aufzunehmen und zu verwerten. Auf diese Weise verstärkt Ling Zhi die Wirkungen seines „kleinen Bruders" und unterstützt ihn dabei, seine Kräfte voll zu entfalten

Maitake - der starke Immunmodulator

Maitake heißt übersetzt „tanzender Pilz". Seine lateinische Bezeichnung lautet Grifola frondosa. Der japanische Name soll daher stammen, daß Pilzsucher früher regelrechte Freudentänze aufführten, wenn sie einen Maitake gefunden hatten, denn er war wertvoller als Silber. Seine Fundstellen wurden geheim gehalten. Einer anderen Überlieferung zu Folge soll eine Gruppe Einsiedlerinnen nach dem exzessiven Verzehr von Maitake unkontrollierte wilde Tänze aufgeführt haben. Da der Pilz jedoch keine Stoffe enthält, die psychoaktiv sind oder auf die Motorik wirken, ist der Wahrheitsgehalt dieser Legende als nicht sehr hoch anzusehen.

Die deutsche Bezeichnung ist Klapperschwamm oder Laubporling. Er bildet am liebsten am Fuß von Laubbäumen wie Eichen, Edelkastanien und Buchen vielhütige Fruchtkörper, die bis zu 15 kg schwer werden können. Der Pilz ist mit seinen graubraunen Hüten nur schwer auszumachen, er gleicht fast einem kleinen Busch. Der Maitake-Pilz kann mehrere Jahrzehnte leben, er befällt über sein ausuferndes Mycel auch benachbarte Bäume und kann auch an Stubben gefällter Bäume auftreten.

Der Maitake wurde eigentlich nie als Speisepilz gesammelt, da auch seine jungen Hüte keinen Genußwert haben. Seine gesundheitlichen Werte machen ihn jedoch so begehrt, daß er seit etlichen Jahren, ausgehend von Ostasien, kultiviert wird.

Wirkungen bei Bluthochdruck, Blutzucker und Cholesterin

Aus China und Japan liegen die meisten Berichte über die traditionellen Einsatzmöglichkeiten von Maitake vor. Inzwischen konnten in klinischen Studien und Tierversuchen viele der Wirkungen auch wissenschaftlich erhärtet werden. Im alkoholischen Auszug liegt offenbar eine Wirkkomponente vor, die den Blutdruck senkt. Wässriger Extrakt ist in der Lage, den Cholestrinspiegel zu senken. Weitere Experimente an der Universität in Kobe/Japan belegten, daß Maitake den Blutzuckerspiegel beim Diabetes Typ II senkt und einen signifikanten Leberschutz ausübt.

Immunmodulation

K. Mori vom japanischen Pilzforschungsinstitut in Kiryu hat zusammen mit der Universität in Kobe herausgefunden, daß der getrocknete und pulverisierte Maitake bei von Tumoren befallenen Mäusen eine 86prozentige Wachstumshemmung der Geschwulste bewirkte. Die im Maitake enthaltenen Polysaccharide stimulieren offenbar die Aktivität der Makrophagen und T-Lymphozyten, den Killerzellen unseres Immunsystems. Interessant ist der Nachweis, daß die immunstimulierende Wirkung auch bei oraler Aufnahme, also bei Einnahme von Pilzen und Extrakten, zu beobachten ist. Die Wirkstoffe werden also im Magen-Darm-Trakt nicht zerstört.

Aus China liegen Erfolgsberichte vor über den Einsatz von Extrakten aus Maitake bei krebserkrankten Menschen. Das Präparat regt die Bildung von Interleukin 1 und 2 an, die Patienten berichten über ein verbessertes Allgemeinbefinden, mehr Energie, besseren Schlaf und Appetit. Aus diesen Ergebnissen kann man ableiten, daß Maitake begleitend bei Chemotherapie und Bestrahlung eingesetzt werden kann, um die Nebenwirkungen der Therapie zu verringern.

Inhaltsstoffe und Dosierung

Seine medizinische Aktivität wird zurückgeführt auf enthaltene Polysaccharide, darunter u.a. Grifolan und Grifolin, sowie auf metallgebundene Proteine und Lektine. Man findet erstaunliche Anteile an Nukleotiden und Guanylsäure, die für den Aufbau der Zellkerne von Bedeutung sind. In dem hohen Fettgehalt von über 3 Prozent in der Trockenmasse hat man wertvolle Bestandteile wie Lecithin, Oleinsäure und Linolensäure festgestellt. Der hohe Anteil von 50 bis 150 IE Ergosterol, der Vorstufe von Vitamin D, in 100 Gramm Frischpilz machen ihn wertvoll in der Vorbeugung von Osteoporose und Rachitis, denn Vitamin D fördert die Calciumaufnahme.

Als wirksam empfehlen japanische Experten die Einnahme von 3 bis 7 Gramm getrocknetes Pilzpulver pro Tag, verteilt auf drei Portionen in Getränken oder Suppen. Die Kurdauer sollte nicht unter drei Monaten liegen, eine Dauereinnahme als allgemeines Stärkungsmittel ist aber auch möglich.

Affenkopfpilz - Krebs- und Magenmittel

In China und Japan ist Hericium erinaceus, der auch Igelstachelbart genannt wird, weit verbreitet und geschätzt. Sein Name Affenkopfpilz rührt her aus der Ähnlichkeit des Aussehens mit chinesischen Affen, deren Kopf so behaart ist, dass man ihr Gesicht nicht erkennt. Im Kern sieht er aus wie eine Knolle, auf der dicht gedrängt weiche lange Stacheln stehen. Der Speisepilz wächst auf verletzten und verrottenden Harthölzern wie Buche und Eiche, selten auf Nuß- und Apfelbäumen. Als Weißfäulepilz setzt er sich in Wunden fest und zerstört das Holz.

Jung ist der Affenkopfpilz weiß, später gelblichbraun bis rötlich, bis zu 30 cm groß und nur selten verzweigt. In Asien wird der Affenkopfpilz auch als Speisepilz verzehrt, unter seinen zahlreichen Aromastoffen befinden sich solche, die an Citrus oder Cocos erinnern. Seine medizinische Anwendung steht allerdings im Vordergrund.

Tumorbehandlung

Untersuchungsreihen mit Versuchstieren haben bestätigt, daß er das Wachstum von verschiedenen Tumoren signifikant hemmt. Dazu zählt das bösartige Geschwulst Sarkoma 180, das Ehrlich-Aszites-Karzinom sowie Magen- und Speiseröhrenkrebs. Man konnte feststellen, daß die Synthese von Ribonuclein- und Desoxyribonucleinsäuren in den Krebszellen gehemmt wurde, was weiteres Zellwachstum behindert, denn ohne die Herstellung der Bausteine des Erbgutes kann eine Zelle sich nicht teilen.

Magenschleimhautentzündung

In China werden Tabletten aus Hericium außerdem eingesetzt bei Reizungen und Entzündungen der Magenschleimhaut, Magen- und Zwölffingerdarmgeschwüren. Lektine und andere antimikrobielle Inhaltsstoffe sind hier das Wirkprinzip. Bei einer Studie mit Patienten, die unter einer Magenschleimhautentzündung litten, brachte der Affenkopfpilz ganz überwiegend Verbesserungen der Krankheitssymptome, bei der Hälfte der Patienten sogar ein vollständiges Verschwinden der Entzündung. Es gibt daneben Hinweise, daß bestimmte Inhaltsstoffe das Nervenwachstum anregen sowie stimmungsaufhellend wirken. Nebenwirkungen sind nicht bekannt.

Inhaltsstoffe und Dosierung

Eine Analyse erbrachte das Ergebnis, daß alle für den Menschen essentiellen Amionosäuren im Affenkopfpilz vorkommen und ein außerordentlich günstiges Kalium-Natrium-Verhältnis vorliegt. Er beinhaltet zahlreiche Spurenelemente wie Zink, Eisen, Selen und Germanium. Damit wird der Zellschutz unterstützt, denn die Powerstoffe schützen vor Oxidation durch Umweltgifte und energiereiche Strahlen. Die Germaniumverbindungen aus dem Affenkopfpilz wirken gegen Tumore. Polysaccharide, Polypeptide und Phenole wie Hericenone und Hericene, denen überwiegend die Heilwirkungen zugeschrieben werden, liefert Hericium reichlich.

Neben dem Pulver und daraus hergestellten Tabletten sind in China Preßsäfte und Abkochungen gebräuchlich. Die Dosierung liegt im Rahmen der anderen Heilpilze, also etwa vier Tabletten oder Kapseln über den Tag verteilt.

Kuren mit Heilpilzen

Am Ende dieses Büchleins sind Sie vielleicht ein wenig verwirrt, weil Sie mit sehr vielen Fakten konfrontiert worden sind. Vielleicht fragen Sie sich auch, welcher der hier vorgestellten Pilze nun der „Richtige" für Sie persönlich ist und ob man die Einnahme der Heilpilze auch miteinander kombinieren kann. Dazu ein paar Tips:

- Alle vier Heilpilze lassen sich vorzüglich kombinieren, wenn Sie sich etwas ganz besonders Gutes tun wollen. So können Sie beispielsweise jeden Tag mit einem gestrichenen Teelöffel Ling Zhi Pilzschrot beginnen. Ihre Speisen würden Sie dann regelmäßig mit Shiitake würzen, bzw. diesen Pilz regelmäßig Ihren Gerichten zufügen. Kapseln mit Maitake oder Affenkopfpilz beschließen den Tag.

- In Frühjahr und Herbst können Sie zusätzlich eine 1- bis 6wöchige Intensivkur durchführen, um Ihr Immunsystem zu stärken, Krankheiten vorzubeugen und den Körper zu entgiften. Dann nehmen Sie Ling Zhi-Schrot täglich mindestens dreimal ein. Shiitaketabletten, Pulver von Maitake oder Affenkopfpilz können diese Kur sinnvoll unterstützen. In dieser Zeit sollten Sie auf Alkohol, Nikotin, Weißmehlprodukte, tierisches Fett, Wurstwaren, und Süßigkeiten verzichten. Nach Absprache mit einem Arzt können Sie während dieser Periode auch fasten. Wenn Sie erst einmal die regenerierenden und heilsamen Wirkungen der hier vorgestellten Pilze am eigenen Leib erfahren haben, werden Sie diese gesunden Gewächse in Zukunft nie wieder missen wollen!

Leckere Rezepte mit Heilpilzen

(Alle Rezepte sind für 4 Personen ausgelegt)

Ling Zhi -Öl

500 ml gutes Pflanzenöl (z.B. kaltgepreßtes Oli-venöl, Distelöl, etc.)
40 -50 g Ling Zhi (als Pilzschrot)

Der Ling Zhi wird ca. 2 bis 4 Wochen in dem Öl eingelegt. Nach Ablauf der Zeit gießt man das Öl durch ein Sieb und preßt den Pilzrückstand gut aus. Das so gewonnene Ling Zhi-Öl wird im Kühl-schrank gelagert. Man kann es allen Speisen kurz vor dem Servieren zugeben, um parallel zur tägli-chen Einnahme von Ling Zhi noch zusätzlich kon-zentrierte Pilzwirkstoffe zu sich zu nehmen.

Das Öl sollte sparsam verwendet werden, weil die Speisen sonst etwas bitter werden können. 1 Teelöf-fel bis 1 Eßlöffel pro Gericht reichen völlig aus! Um die wertvollen Inhaltsstoffe nicht zu zerstören, soll-ten Sie das Ling Zhi-Öl nicht zum Braten benutzen.

Feine Shiitakesuppe

300 g Shiitake (frisch oder getrocknet und
 dann eingeweicht)
50 g Olivenöl
50 g Weizengrieß
1 kleingehackte Zwiebel
½ Bund kleingehackte Petersilie
1 l Gemüsebrühe
250 ml süße Sahne
1EL Weinbrand
Salz, Pfeffer, 1 kleine Chilischote

Shiitake kleinschneiden, mit der Petersilie und der
Zwiebel in Öl dünsten. Den Grieß darüber streuen
und hell anbräunen. Mit der Brühe ablöschen, dann
mit Salz, Pfeffer, Chili und dem Weinbrand abschmecken. 15 Minuten kochen lassen, und die
Suppe mit Sahne verfeinern.

Eintopf mit Shiitake

350 g getrocknete weiße Bohnen
100 g Shiitake, getrocknet
1 Zwiebel, gespickt mit 1 Lorbeerblatt und 2 Nelken
2 Möhren
2 Stangen Staudensellerie
350 g Tomaten
Olivenöl Apfelessig, Salz, schwarzer Pfeffer aus der
Mühle, ½ Bund frische Petersilie, Paprika scharf

Die Bohnen und den Shiitake getrennt über Nacht einweichen lassen. Am nächsten Tag die Bohnen zusammen mit der gespickten Zwiebel im Einweichwasser halbgar kochen. Abtropfen lassen und beiseite stellen. Möhren und Zwiebel schälen, den Sellerie waschen. Das Gemüse und den Shiitake kleinschneiden und im Olivenöl anbraten. Die gehäuteten Tomaten und einen Teelöffel Apfelessig zufügen. Würzen, ca. 15 Minuten schmoren lassen. Anschließend die Bohnen dazugeben. So lange köcheln lassen, bis sie weich geworden sind. Zum Schluß die gewaschene und kleingeschnittene Petersilie dazugeben.

Shiitake im Bierteig

200 g eingeweichter Shiitake, trocken getupft
90 g Mehl
¼ Tasse Wasser
¼ Tasse Bier
1 steif geschlagenes Eiweiß
Salz, Pfeffer, gutes Pflanzenöl zum Ausbacken

Mehl, Bier, Wasser und Salz zu einem Teig verrühren. Das Eiweiß darunter heben. Die Pilze mit Salz und Pfeffer würzen, einzeln in den Teig tauchen, und schwimmend im heißen Fett goldbraun backen. Als Vorspeise oder Beilage servieren.

Energiesuppe mit Ling Zhi

2 Möhren, fein geschnitten
jeweils 1 kleine rote, gelbe und grüne Paprika
schote, geschnitten
1 Zwiebel, fein gehackt,
4 getrocknete Shiitake, eingeweicht und kleinge-
schnitten
4 El frische, gehackte Kräuter (z.B. Petersilie, Ker-
bel, Ysop, Basilikum, Thymian, usw.)
1 handvoll Keimlinge (Sojasprossen o.ä.)
2 TL Curry
2 TL Ling Zhi (als Pilzschrot)
1 kleiner Becher saure Sahne
1,5 l Gemüsebrühe
Distelöl
Saft einer halben Zitrone
1 gestrichener El Bierhefeflocken, Salz, Pfeffer

Die Zwiebeln im Distelöl leicht anschwitzen. Die
Möhren, Paprika und den kleingeschnittenen Shiitake zufügen und braten, bis das Gemüse weich,
aber noch knackig ist. Mit der Gemüsebrühe aufgie-
ßen, und 10 Minuten lang kochen lassen. Anschließend die Temperatur reduzieren, Keimlinge und
Pilzschrot zugeben. Mit der sauren Sahne binden.
Zum Schluß mit Salz, Curry, Pfeffer, dem Zitronen-
saft und den Kräutern kräftig abschmecken und die
Bierhefeflocken darüber streuen. Nicht mehr aufko-
chen lassen.

Shiitakepfanne

750 g Shiitake, eingeweicht und kleingeschnitten
1 Bund Lauchzwiebeln
200 ml trockener Weißwein
1 El trockener Sherry
1 Becher Crème fraîche
Salz, Pfeffer aus der Mühle
250 g Putenbrustfilet oder vegetarische Schnitzel
kaltgepreßtes Pflanzenöl

Die Putenbrust oder vegetarische Schnitzel im heißen Öl anbraten und beiseite stellen. Den Shiitake anschließend in Öl ca. 10 Minuten lang braten. Die gewaschenen und in Streifen geschnittenen Lauchzwiebeln zufügen und einige Minuten lang mitbraten. Wein und Sherry zufügen, einkochen lassen. Mit der Crème fraîche binden. Die Putenbrust oder vegetarische Schnitzel zugeben und mit Salz und Pfeffer abschmecken.

Kartoffelgratin mit Shiitake

400 g festkochende Kartoffeln
200g Shiitake, frisch oder eingeweicht
2 Knoblauchzehen
120g süße Sahne
120 g Crème fraîche
5 EL geriebener Emmentaler
Salz, Pfeffer, Butter

Eine flache, feuerfeste Form mit Butter einstreichen und mit dem gehackten Knoblauch bestreuen. Die Hälfte der feingeschnittenen Kartoffeln dachziegelartig auslegen, mit Salz und Pfeffer würzen. Nun die Pilze darauf legen, ebenfalls würzen, die restlichen Kartoffeln obenauf legen und würzen. Sahne und Crème fraîche mit etwas Wasser verrühren und über die Kartoffeln geben. Den Käse darüber streuen und mit Butterflocken belegen. Im vorgeheizten Backofen bei 180° C 1 bis 1½ Stunden backen.

Gefüllter Shiitake

20 große Shiitakehüte (ca. 4 cm groß)
250 g kleingehackte Zwiebeln
4 kleingehackte Knoblauchzehen
500 g pürierte Tomaten
25 grüne Oliven
2 kleingeschnittene Sardellenfilets
150 g Schafskäse
1 EL Semmelbrösel
Mehl, Salz, Pfeffer, feingehackte Petersilie, Pflanzenöl

Eingeweichte Pilzhüte salzen und in Mehl wenden. Im heißen Öl auf beiden Seiten goldbraun anbraten. Auf Küchenpapier abtropfen. Zwiebelscheiben in Öl anschwitzen, Knoblauch, Oliven, Tomaten, Schafskäse, und Sardellen zufügen. Mit Petersilie, Salz und Pfeffer würzen und zu einer dicken Masse sanft einkochen lassen. Pilzhüte auf ein mit Öl bestrichenes Backblech legen. Füllmasse darauf verteilen, festdrücken, mit Semmelbröseln bestreuen, und 10 Minuten im vorgeheizten Backofen bei 225° C überbacken.

Eingelegter Shiitake

Frischer, kleingeschnittener Shiitake
milder Weinessig
kalt gepreßtes Olivenöl
Lorbeerblätter, Knoblauchzehen, frische Rosmarinzweige, 1 Tl Ling Zhi (als Pilzschrot)

Den Shiitake mit einem Gemisch aus 1/3 Essig und 2/3 Öl bedecken, salzen, und die restlichen Zutaten zufügen. Bei offenem Deckel 10 Minuten kochen lassen. Alles in Steinguttöpfe füllen und verschließen. Die Pilze müssen unbedingt von der Flüssigkeit bedeckt sein! Als Beilage zu deftigen Gerichten reichen.

Stichworte

Beta-Glucane:
Bestimmte, natürlich vorkommende Zuckermoleküle, die unter anderem positive Wirkungen auf das Immunsystem besitzen.

Essentielle Aminosäuren:
Auch als „Bausteine des Lebens" bekannt. Sie sind u.a. für das Zellwachstum verantwortlich und spielen eine zentrale Rolle im Stoffwechsel.

Freie Radikale:
Aggressive Moleküle, die im Körper entstehen und viele Krankheiten bis hin zu Krebs verursachen können. Sie werden von bestimmten Stoffen, sogenannten „Radikalenfängern" neutralisiert.

Ganoderma lucidum:
Wissenschaftliche Bezeichnung des Ling Zhi.

Histamin:
Eine körpereigene Substanz, deren übermäßige Produktion für viele allergische Reaktionen, wie Quaddeln, Hautrötungen und Heuschnupfeneffekte verantwortlich ist.

Interferon und Interleukin:
Zwei körpereigene Stoffe, welche die Zellen vor Viren schützen und außerdem in der Lage sind, Krebszellen zu neutralisieren.

Lentinus (oder Lentinula) edodes:
Wissenschaftliche Bezeichnung des Shiitake.

Lentinan:
Ein Beta-Glucan, das einer der wichtigsten Inhaltsstoffe im Shiitake-Pilz ist. Man kann Lentinan auch in reiner Form in Kapseln erwerben.

Lymphozyten:
Weiße Blutzellen mit wichtigen Abwehrfunktionen.

Makrobiotik:
Gesundheitsfördernde Ernährungslehre, die auf den Arzt C.W. Hufeland (18. Jhdt.) zurückgeht.

Mycel oder Mycelium:
Faseriges Gebilde, das den eigentlichen Vegetationskörper jedes Pilzes ausmacht.

Polysaccharide:
Langkettige, verzweigte Zuckerketten, zu denen auch die Beta-Glucane zählen. Sie üben breitgefächerte heilsame Wirkungen auf das Immunsystem aus und sind gegen viele Krankheiten vorbeugend und therapeutisch wirksam.

Reishi:
Japanischer Name des Ling Zhi- Pilzes.

TCM:
Abkürzung für *Traditionelle Chinesische Medizin*. Wie kaum eine zweite Form der Therapie kann die klassische chinesische Heilkunde auf eine ungebro-

chene Tradition zurückblicken, die viele Jahrtausende umfaßt. In China ist es auch heutzutage noch möglich, sich in Krankenhäusern wahlweise auf die klassische chinesische Weise oder nach westlichen Gesichtspunkten behandeln zu lassen. In der chinesischen Verfassung ist sogar verankert, daß die TCM gefördert und erhalten werden muß.

Triterpene:
Bestimmte Inhaltsstoffe des Ling Zhi. Sie sind unter anderem für den leicht bitteren Geschmack dieses Pilzes verantwortlich, stärken die Leber und senken den Blutdruck und zu hohe Cholesterinwerte.

Quellen/Bücher

Birkfeld, Alfred: *Pilze in der Heilkunde,* Ziemsen - Verlag, Wittenberg 1954

Cardilucius, Johann Hiskias: *Magnalia Medico-Chymica oder die höchste Artzney-und Feurkünstige Geheimnisse,* Nürnberg 1676, Ndr. Verlag Schulten, Iserlohn 1999

Chang, Shu -ting / Buswell, John et al: *Mushroom Biology and Mushroom Products*, The Chinese University Press, Hongkong 1993

Ehlers, Susanne / Schmaus, F.X. et al.: *Shiitake - Lentinus edodes. Seine Bedeutung in der Volksheilkunde*, o.O., o.J.

"*Erfahrungsheilkunde*" Nr. 6 / 1996

Fuchs, Simone/ Prof. Dr. L.-G. Fleischer: *Literatur-recherche zum Thema: Anwendungspotentiale und Struktur-Eigenschafts-Wirkungs-Relationen von (1→3)-ß-D-Glucanen,* Fachbereich Lebensmittel-wissenschaft und Biotechnologie, Technische Universität Berlin 1998

Hobbs, Christopher: *Medicinal Mushrooms,* Interweave Press Inc. , Loveland CO 1995

Hornfisher, Daniel: *Löwe und Phönix. Das große Handbuch der praktischen Spagyrik*, Aurum - Verlag, Braunschweig 1998

Jones, Kenneth: *Shiitake. The Healing Mushroom*, Rochester, Vermont 1995

Jones, Kenneth: *Reishi. Ancient Herb for Modern Times,* Sylvan Press, Issaquah, Washington 1992

Kirschner, Monika / Pütz, Jean: *Hobbytips der Hobbythek. Power - Pilze aus Fernost, gesund und lec??ker*, Köln 1999

Lelley, Dr. Jan: *Die Heilkraft der Pilze. Gesund durch Mykotherapie*, Econ - Verlag, Düsseldorf & München 1999

Messing, Norbert / Metz, Dr. Holger: *Der Segen aus dem Mikrokosmos,* Verlag Ganzheitliche Gesundheit, Bad Schönborn 1992

Sastre, Dr. E.J.G.: *Shiitake. Der japanische Kastanienpilz, ein asiatisches Lebenselixier*, Verlag Natur & Gesundheit, Bad Aibling 1999

Schmaus, F.X. / Ehlers, S., et al.: *Glänzender Lackporling - Ganoderma lucidum. Seine Bedeutung in der Volksheilkunde*, o.O., o.J.

Schulten, Frank - Daniel: *Ling Zhi - König der Heilpilze*, Windpferd - Verlag, Aitrang 1999

Schulten, Frank - Daniel: *Der Pilz der Unsterblichkeit,* esotera 7/99

Spuck, Kathrin & Schmaus, F.X.: *Die Heilkraft der Pilze Mykotherapie*, o.O., o.J.

Weihofen, Dr. Jürgen: *Hefe-Trink-Kur. Flüssige Bierhefe - die starke Kraft aus dem Mikrokosmos - hilft!* sanoform - Verlag

Willard, Terry: *Reishi Mushroom. Herb of Spiritual Potency and Medical Wonder*, Sylvan Press, Issaquah, Washington 1990

Zülli, F. / Suter, F. et al.: *Carboxymethylated ß-(1-3)-Glucan. A beta glucan from baker's yeast helps protecting skin,* Cosmetics & Toiletries magazine, Vol. 111, N0. 12, P. 91 ff.

Bezugsquellen:

Getrocknete Heilpilze sowie Präparate wie Tabletten, Kapseln oder Trinkampullen erhalten Sie, z.T. auch in Bioqualität, in vielen Fachgeschäften, z.B. in Reformhäusern, Naturkostläden, Kräuter- und Asiengeschäften sowie Apotheken. Es gibt auch Spezialversender.

GSE-Vertrieb GmbH
Saargemünder Str. 18, D-66119 Saarbrücken
Tel. gebührenfrei: 0800-5050333
Fax gebührenfrei: 0800-5050444
- *Ling Zhi C $^{®}$ und Shiitake C $^{®}$ Kapseln (Reishi)*
  aus kontrolliert-biologischem Anbau
  (DE-Öko-Kontrollstelle-039)

Hawlik Euro-Pilzbrut GmbH
Ölschlagerweg 8
D-82062 Großdingharting
Tel.: 08170-651   Fax: 08170-220
www.pilzshop.de
- *Heilpilze und Pilzbrut aller kultivierbaren Pilze*
  (siehe Anzeige)

MykoVital Heilpilze GmbH
Talweg 2, D-63694 Limeshain
Tel.: 06047/7073   Fax: 06047/6920
www.mykovital.purespace.de
- *Kapseln aus Ling Zhi, Shiitake, Maitake, Affen-*
  kopfpilz, Coprinus, Ployporus, Auricularia und
  Pilzmischungen aus Bioanbau, 100 % naturrein

Peking Royal Jelly® Deutschland
BOELL® HandelsKontor · 86666 Burgheim
Tel. 08432.9401-0 · Fax 08432.9401-26
www.boell-peking.de   info@boell-peking.de
Peking Lingchih Royal Jelly©Classic
-*Trinkampullen mit 500 mg Lingchih-Extrakt,*
 300 mg Gelée Royale, Vitamine B1, B2, B6 u. E.

Verlag & Kräuterversand
F.D. Schulten
Hilbornstr. 6
D-58636 Iserlohn
Tel./Fax: 02371-689852
-*100 % reines Pilzschrot, hoch aufgeschlossen*
 (siehe Anzeige)

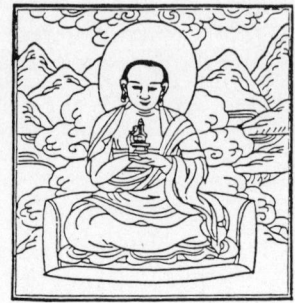

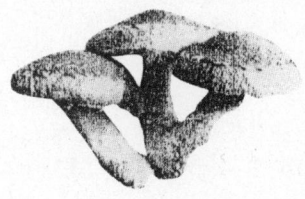
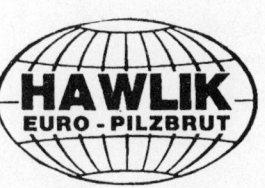

Lesen Sie aus dem *sanoform*-Verlag:

Birgit Gey-Kemper

Wunderbare Wurzelkraft

Ingwer

Inhaltsstoffe, Wirkprinzipien und
Heilanwendungen von A bis Z

Ingwer gilt in Ayurveda und Traditioneller Chinesischer Medizin als „großer Erwärmer von Innen". Die aromatische Wurzel würzt nicht nur Kuchen, Speisen und Getränke, sondern hilft auch wunderbar bei Magenproblemen, Übelkeit, Reisekrankheit, Kreislaufschwäche und Erkältungen. Die Autorin Birgit Gey-Kemper kennt als Ärztin und Naturheilkundige Ingwer aus eigenen Erfahrungen in Indien. Viele Rezepte für Hausapotheke und Küche machen Lust auf's Experimentieren mit diesem alten Hausmittel.

Taschenbuch 2000, 96 Seiten
ISBN 3-925502-08-4